UNTERSUCHUNGEN UND BEOBACHTUNGEN

über die Entstehung von

entzündlichen und fieberhaften Krankheiten

von

Dr. KRIEGER

praakt. Arzt in Strassburg i/E.

I.

SEPARAT-ABDRUCK

aus der Zeitschrift für Biologie, 1868, IV. Band.

STRASSBURG

BUCHDRUCKEREI VON G. FISCHBACH

1870

UNTERSUCHUNGEN UND BEOBACHTUNGEN

über die Entstehung von

entzündlichen und fieberhaften Krankheiten.

Es ist eine bekannte Thatsache, dass kein Zweig unseres medizinischen Wissens so weit zurückgeblieben ist, als derjenige, welcher sich mit der Entstehung der Krankheiten beschäftigt.

Wir kennen eine Reihe von physikalischen, chemischen und mechanischen Einwirkungen, welche zur Entstehung von Krankheiten Veranlassung geben können, aber diese Einwirkungen erklären doch nur die weitaus mindere Anzahl von Erkrankungsfällen. Insbesondere sind uns die Ursachen, welche der Entstehung der entzündlichen und fieberhaften Krankheiten vorausgehen, zum grossen Theil unbekannt. Wir wissen zwar, dass ihr Auftreten durch eine Reihe von Einwirkungen allgemeiner oder besonderer Art beeinflusst wird, von welchen ich „erbliche Anlage", „individuelle Disposition", „klimatische Einwirkungen", „Erkältung", „Fallen des Grundwassers" etc. etc. anführe, aber immerhin ist, obgleich es an grossentheils hypothetischen Erklärungsversuchen nicht fehlt, der nähere Vorgang und die Bedeutung der einzelnen Factoren auf die Krankheitsgenese noch nicht aufgehellt.

Ich habe mich bemüht, die Entstehung einer Anzahl entzündlicher und fieberhafter Krankheitsformen von gewissen Lebensbedingungen, von Beschäftigung, Wohnungs- und Nahrungsverhältnissen u. s. w. abzuleiten, und habe nun gefunden, dass ein Complex von Einwirkungen dem Ausbruch derselben so häufig vorausging, dass ich an einen engeren Zusammenhang zwischen diesen Vorgängen und der Entstehung jener Krankheitsformen nicht zweifeln möchte. Diese Einwirkungen, welche sich demnach als Krankheitsursachen darstellen würden, sind:

1) Störungen der allgemeinen oder localen Wärmeökonomie unseres Körpers.
2) Durchtränkung des Körpers oder einzelner Gewebstheile mit Wasser.

Es repräsentiren diese Einwirkungen zwar höchst geringe, aber stete Schädlichkeiten, welche längere Zeit fortgesetzt durch Cumulirung dieselben Resultate hervorbringen, wie eine kurze heftige Wirkung, welche schnell vorübergeht, und zwar disponiren dieselben sowohl im Allgemeinen zu entzündlichen und fieberhaften Erkrankungen, als sie auch von Einfluss auf die Localisation derselben sind.

Ehe ich die Einzelnheiten meines Themas berühre, finde ich es für zweckmässig, die Wärmeökonomie unseres Körpers, insoweit dieselbe von den äusseren Lebensbedingungen: Wohnung, Nahrung, Kleidung, Beschaffenheit der Luft, Beschäftigung, von Sitten und Gewohnheiten u. s. w. influirt ist, zu besprechen. Es sind dies solche Puncte, über welche eine Verständigung unerlässlich ist, da erst dann die Mittheilung der aetiologischen Verhältnisse Werth hat. Bei den Problemen, um deren Lösung es sich handelt, muss oft ein Jedes der oben angeführten Momente, über deren Einfluss möglichste Klarheit herrschen soll, in Rechnung gezogen werden. In Folgendem habe ich versucht, soweit dies in meinen Kräften lag und vor mir noch nicht geschehen, ihren Werth für die Wärmeökonomie unseres Körpers zu bestimmen, und mögen so die folgenden Capitel als theoretische Vorstudien zu einer Hydro- und Thermopathogenese ihre Aufnahme finden.

Ueber die Eigenwärme des menschlichen Körpers.

Die Temperatur unseres Körpers würde durch die in ihm erzeugte Wärme bis zu einem gewissen Maximum steigen, wenn nicht das ihn umgebende Medium durch seine Fähigkeit, sich zu erwärmen und Wasserdampf aufzunehmen, einen gleichzeitig mit der Körpertemperatur zunehmenden Wärmeverlust verursachte.

Es gibt in Folge dessen innerhalb gewisser Grenzen für jede

Grösse der Wärmeproduction und für alle Zustände des äusseren Mediums, welche die „äusseren Wärmeableitungsbedingungen“ darstellen, eine gewisse Temperatur des Körpers, bei welcher Wärmeproduction und Wärmeabgabe im Gleichgewicht stehen, oder die Wärmebewegung sich im Beharrungszustande befindet. Diese Gleichgewichtstemperatur, einmal erreicht, bleibt constant, so lange weder die Wärmeproduction noch die äussern Wärmeableitungsbedingungen sich ändern, oder auch, wenn eine Aenderung ersterer von einer entsprechenden Aenderung in gleichem Sinne Seitens der letzteren begleitet ist.

Bei jeder Störung des Beharrungszustandes der Wärmebewegung Seitens der Wärmeproduction oder der Wärmeableitung nimmt auch die Körperwärme continuirlich neue Werthe an, sie bewegt sich gegen eine neue Gleichgewichtstemperatur.

Unser Organismus kann nun erfahrungsgemäss nur geringe Schwankungen der Eigenwärme ertragen, er würde unter den enormen Variationen der Wärmeproduction und der äussern Wärmeableitungsbedingungen unfehlbar rasch zu Grunde gehen, wenn es nicht Mittel gäbe, wodurch das Gebiet der Gleichgewichtstemperaturen wesentlich eingeschränkt würde. Diese Mittel der „Wärmeregulirung“ sind theils selbstthätige, theils willkürliche, und wirken modificirend theils auf die Production, theils auf die Ableitungsbedingungen der Wärme. Sie sollen in Folgendem ausführlich besprochen werden.

So nützlich und unentbehrlich aber die Mitwirkung dieser Wärmeregulirungsmittel für die Erhaltung des Organismus genannt werden muss, so hinderlich wird sie, wenn es sich darum handelt, das Gesetz der Körperwärme zu untersuchen. Nehmen wir zuerst an, wir dürften von den Wärmeregulirungsmitteln gänzlich absehen, d. h. dieselben behielten sämmtlich während einer gewissen Zeit constante Werthe bei: in diesem Falle ist die Köperwärme T eine Function von nur zwei Variablen, nämlich der Wärmeproduction einerseits und den äussern Wärmeableitungsbedingungen anderseits. Jede dieser zwei Variablen ist allerdings wieder Funktion mehrerer andern Variablen, denn die Wärmeproduction ist, wie wir wissen, das Resultat der gleichzeitigen Thätigkeit vieler Organe, und die äussern Wärmeableitungsbedingungen umfassen im Allgemeinen die Temperatur, den Dampfgehalt und die relative Bewegungsgeschwindigkeit der Luft.

Wenn nun auch wenig Aussicht vorhanden ist, dass es gelingen werde, die Abhängigkeit der Körperwärme von Wärmeproduction und äussern Wärmeableitungsbedingungen durch eine mathematische Formel darzustellen, so gestattet doch schon die Kenntniss von der Existenz dieser doppelten Abhängigkeit Eine practisch wichtige Folgerung. Wissen wir nämlich von der einen Variablen, dass si constant bleibt, so hängt *T* nur von der andern ab; wir müssen also bei jeder Aenderung dieser Variablen eine entsprechende Aenderung von *T* erwarten, und dürfen, wenn eine Aenderung von *T* beobachtet wird, rückwärts schliessen, dass auch jene Variable sich geändert hat.

Nach diesem einfachen Grundsatze erklärt sich eine grosse Menge von Erscheinungen, die experimentell auf ihre wahre Ursache zurückgeführt wurden.

a) Die äussern Wärmeableitungsbedingungen bleiben constant; nimmt die Wärmeproduction ab oder zu, so muss auch die Körperwärme sinken oder steigen. Darnach steigt die Körperwärme beim Uebergang von Schlaf in Wachen, von Muskelruhe in Muskelbewegung[1], von geistiger Ruhe in geistige Thätigkeit.

b) Die Wärmeproduction bleibt constant. Werden die äussern Wärmeableitungsbedingungen günstiger oder ungünstiger, so muss die Körperwärme sinken oder steigen. Wir bemerken eine Temperatursteigerung, wenn die umgebende Luft erwärmt, ihr Dampfgehalt gemehrt, ihre Bewegung, also der Luftwechsel vermindert wird, so auch durch indirecte Einhüllung des Körpers.

Es ist selbstverständlich von grösster Wichtigkeit, den Einfluss jeder einzelnen Variablen für sich getrennt von den andern zu untersuchen und kennen zu lernen; erst wenn wir alle Variablen genau kennen, deren Einfluss und deren Abhängigkeit von einander in Zahlen zu

[1] In einem der nächsten Hefte werde ich erst Gelegenheit haben, den experimentellen Nachweis zu bringen, dass der sogenannte typische Gang unserer Körpertemperatur (die periodischen Schwankungen desselben) mit Tag und Nacht Nichts zu thun hat, sondern rein von Wärmeproduction und Wärmeableitung abhängig ist. Der typische Gang ist nämlich umkehrbar, sobald man im Tag schläft, in der Nacht wacht, isst, trinkt und arbeitet.

geben vermögen, wird uns ein besserer Einblick in den Wärmehaushalt unseres Körpers nicht verschlossen bleiben. Von dieser Ueberzeugung geleitet, habe ich versucht, Berechnungen auszuführen, wie viel Wärme ein Mensch bei der oder jener Lebensweise durch Lunge oder Dauungskanal abgibt, und dann, da mir dies für die äussere Haut nicht möglich, wie die Ableitungsbedingungen für dieselbe unter gewissen Verhältnissen beschaffen sind.

I. Berechnung der Wärmemenge, welche durch unsere Lunge bei verschiedenen Temperaturen und bei verschiedenen Feuchtigkeitsgehalten der Luft abgegeben wird.

Die Wärmemenge, welche unsere Lunge an die äussere Atmosphäre abgibt, oder in seltenen Fällen, welche hier nicht weiter berücksichtigt werden sollen, aufnimmt, ist eine sehr verschiedene; sie hängt von einer Reihe von Factoren ab, welche hier kurz besprochen werden soll.

1) Von dem Volumen (Quantität) der Athemluft. Für das ruhige Athmen ohne Körperbewegung sind die Angaben ziemlich differirend: Valentin gibt 380[1], Wundt 570 Liter[2] per Stunde an. Wundt bezieht sich auf einen Mittelwerth von Vierordt[3], welcher die Luftmenge eines Athemzuges auf 500 C. C. durchschnittlich berechnet, dagegen blos 12 Athemzüge per Minute annimmt, während Wundt 19 Athemzüge per Minute, eine Durchschnittszahl von Hutchinson[4] in Rechnung bringt. Pettenkofer nimmt 300 Liter an. Ich werde den Werth von Valentin in Rechnung ziehen, da derselbe mit einer neuern Angabe von Lossen[5] übereinstimmt, nach welcher sich das Volumen per Stunde auf 378 Liter berechnet.

Bei andern Bewegungszuständen des Körpers ist nun diese Grösse eine wesentlich verschiedene; den Angaben von Smith[6] zufolge

1 Valentin, Lehrb. d. Physiologie, 2. Aufl., pag. 222.
2 Wundt, Physiologie, 1. Aufl., pag. 330.
3 Vierordt, Physiologie, 1860, pag. 157.
4 Ludwig, Physiologie, 1. Aufl., Bd. II, pag. 314.
5 Lossen, diese Zeitschrift, Bd. II., pag. 253.
6 Wundt, Physiologie, 1. Aufl., pag. 138.

verhalten sich die Athmungsvolumina beim Schlaf, bei der Ruhe und bei starker körperlicher Arbeit, z. B. bei anstrengendem Marschiren, wie

1 : 1,33 : 3,25 (bei circa 3 engl. Meilen per Stunde).

Nimmt man für die Ruhe 380 Liter an, so ergeben sich demnach für den Schlaf 280, für die Arbeit 930 Liter per Stunde, die Zahlen abgerundet. Das Athmungsquantum für 24 Stunden wird folglich davon abhängen, wie sich diese Zeit auf Schlaf, Arbeit und Ruhe vertheilt.

Widmet ein Mensch 8^h dem Schlafe, 8^h anstrengender körperlicher Arbeit und 8^h der Ruhe, so berechnet sich dasselbe zu

$$8{,}280 + 8.380 + 8.930 = 12720 \text{ Liter.}$$

Werden andernfalls 8^h auf Schlaf, 16^h auf Ruhe verwendet, so ergeben sich:

$$8.280 + 16.380 = 8320 \text{ Liter per Tag.}$$

Diese Werthe mögen als Mittelwerthe für die ein- und ausgeathmete Luft gelten, es soll also die Volumveränderung in Folge des Gasaustausches und der Erwärmung unberücksichtigt bleiben.

2) Von der Temperaturänderung der Athemluft. Die Temperatur der ausgeathmeten Luft *Te* ist eine Function mehrerer Variablen, nämlich der Temperatur der eingeathmeten Luft *Ta*, der Temperatur der Luftwege und der Residualluft, endlich der Anzahl der Inspirationen in der Zeiteinheit[1]. Je niedriger *Ta*, desto längere Zeit wird bis zum Ausgleich mit der Körpertemperatur oder vielmehr mit der der Luftwege und der Residualluft verstreichen.

Je höher die Körpertemperatur, desto höhere Werthe wird die Inspirationsluft annehmen können; je schneller die Athemzüge auf einander folgen, desto weniger vollständig erfolgt der Temperaturausgleich zwischen *Ta* und der Körpertemperatur.

Einige einfache Versuche bestätigen dies. Vermochte meine Exspi-

[1] Valentin, Physiologie, pag. 215.

rationsluft bei 17° C. Zimmertemperatur und bei 37,7° Körpertemperatur einen zwischen den Zähnen gehaltenen empfindlichen Thermometer auf 36,2° C. zu erwärmen, so stieg die Temperatur der Exspirationsluft, nachdem ich meine Körpertemperatur durch mechanische Arbeit auf 38,1° getrieben hatte, auf 36,4° C. Dies bei sehr langsamen In- und Exspirationen; als ich darnach sehr schnell athmete, fiel die Temperatur der Exspirationsluft von 36,4° auf 35,2° und noch tiefer.

Um diesen Versuch anzustellen, muss man sich im rhythmischen Oeffnen und Schliessen des Mundes vorher einüben. Man athmet durch die Nase ein, durch den Mund aus; das Thermometer wird nach den Valentin'schen Cautelen zwischen den Zähnen gehalten. Vermittelst eines kleinen Spiegels kann man selbst die Temperatur ablesen.

Da nun bei mechanischer Arbeit, beim Fieber die Körpertemperatur erhöht, die Respirationsfrequenz eine vermehrte ist, so steht *Te* unter dem Einflusse zweier entgegengesetzter Einwirkungen, so dass möglicherweise bei den verschiedenen Bewegungszuständen des Körpers oder bei gesteigerter Körpertemperatur *Te* nur von *Ta* abhängt.

Directe Versuche habe ich zu wenige gemacht, um diese Frage zu entscheiden; die mögliche Differenz ist aber jedenfalls so unbedeutend, dass sie in Folgendem vernachlässigt werden kann.

Aus mehreren Ursachen lässt sich vermuthen, dass die Temperatur der ausgeathmeten Luft auch von dem Feuchtigkeitsgrade der Inspirationsluft abhängt, dass sie nämlich gleichzeitig mit demselben etwas steigt. Eigene thermometrische Messungen haben indessen diesen Einfluss nicht bestimmt erkennen lassen. Ich will daher *Te*, welches überhaupt nur in engen Grenzen variirt, als allein von *Ta* abhängig voraussetzen.

Nach den Angaben, welche Valentin[1] über die Temperatur der Exspirationsluft für verschiedene Temperaturen der Inspirationsluft macht, werde ich der Wahrheit ziemlich nahe kommen, wenn ich als zusammengehörige Werthe:

[1] Valentin, l. c., pag. 214.

$Ta =$	$Te =$
$-\ 10^{\circ}$ C.	$+\ 30^{\circ}$ C.
$+\ 0^{\circ}$	$32{,}7^{\circ}$
$+\ 5^{\circ}$	$33{,}9^{\circ}$
$+\ 10^{\circ}$	35°
$+\ 12{,}5^{\circ}$	$35{,}6^{\circ}$
$+\ 15^{\circ}$	36°
$+\ 17{,}5^{\circ}$	$36{,}5^{\circ}$
$+\ 20^{\circ}$	$36{,}9^{\circ}$
$+\ 25^{\circ}$	$37{,}2^{\circ}$
$+\ 30^{\circ}$	$37{,}5^{\circ}$

in Rechnung bringe. Für $Ta = -10$ und $+20^{\circ}$ stimmen die Werthe von Te nahezu mit den von Valentin notirten, alle andern habe ich mit abnehmenden Differenzen interpolirt, da einige Beobachtungen ein solches Verhalten von Te wahrscheinlich machen.

3) Von der specifischen Wärme der Athmungsluft. De la Roche und Berard[1] geben die spec. Wärme der atmosphärischen Luft bei gleichem Druck auf 0,267 (Wasser = 1 dem Gewichte nach) an, während Regnault dieselbe auf 0,2377 berechnete. Ich werde den erstern Werth in den Berechnungen benützen, da auch Andere, z. B. Ludwig[2], denselben so annahmen.

4) Von dem Gasaustausch zwischen dem Blute und der Athmungsluft. Was zunächst die Grösse der ausgetauschten Gasmengen betrifft, so werden bei ruhigem Athmen ohne Körperbewegung nach den Untersuchungen von Pettenkofer und Voit per Stunde 20 Liter O aufgenommen und 19 Liter CO_2 ausgeschieden. Gegenüber dem Gesammtvolumen der Athmungsluft in derselben Zeit repräsentirt also dieser Gasaustausch circa 5 %. Nun muss der O von der Temperatur der Inspirationsluft auf die des Blutes gebracht werden, die CO_2 von der des Blutes auf diejenige der Exspirationsluft; dies sind Wärmeübergänge in entgegengesetztem Sinne.

Ebenso wird ein Wärmegewinn dadurch verursacht, dass der O einen niedrigeren Aggregatzustand annimmt, andererseits ein Wärmeverlust durch den Uebergang der CO_2 aus Lösung in Gasform. Da hiernach die auftretenden Wärmeübergänge paarweise entgegenge-

[1] Müller-Pouillet, II, 723, 6. Aufl.
[2] Ludwig, Physiologie, Bd. II, pag. 718.

setzter Art sind, und ausserdem nur sehr kleine Gasmengen betreffen, so darf die algebraische Summe dieser Wärmemengen jedenfalls vernachlässigt werden.

5) Von dem Wasserdampfgehalt der Athmungsluft. Bei der Inspirationsluft kommen verschiedene Sättungsgrade vor; der Einfluss derselben auf die Wärmemenge, die wir abgeben, wird sich deutlich genug erkennen lassen, wenn ich die Berechnung der letzteren für absolut trockene Luft durchführe, und endlich für Luft mit 50, 60, 70, 80, 90 und 100 Procenten Sättigung.

Wofern die Inspirationsluft kälter als die Lungenschleimhaut, wird sie, ob trocken oder feucht, jedenfalls noch Wasserdampf aufnehmen, und eine der Dampfmenge entsprechende Wärmemenge fortführen. Bei feuchter Inspirationsluft würde ausser der Verdunstungswärme auch diejenige zu berücksichtigen sein, wodurch der schon vorhandene Wasserdampf auf die Temperatur der Exspirationsluft gebracht werden muss; da indessen bei feuchter Luft unter gewöhnlichem Luftdruck die übrigen Bestandtheile in etwas geringerer Menge vorhanden sind, und die quantitative Zusammensetzung überhaupt nur in engen Grenzen variirt, so kann man vom Einfluss des Dampfgehaltes auf die specifische Wärme, also auf die zur Temperaturänderung der Athmungsluft erforderliche Wärmemenge absehen. Bei den verschiedenen Berechnungen wurde die Exspirationsluft immer als mit Wasserdampf gesättigt angenommen, wie dies Valentin[1] durch Vergleichung ihrer Temperatur mit dem Gewichte ihres Wassergehaltes experimentell nachwies. Auch Barral und Helmholtz[2] nahmen bei ihren Berechnungen die Exspirationsluft gesättigt an.

Ich berechne nun die Wärmeabgabe per 1000 Liter der Athmungsluft, indem ich folgende Voraussetzungen mache:

$$Ta = 10^{\circ} \qquad Te = 35^{\circ}\ \mathrm{C.}$$

die Inspirationsluft sei in einem ersten Falle vollständig trocken.

a) *Wärmeabgabe durch Erwärmung der Athmungsluft.*

Das specifische Gewicht der atmosphärischen Luft bei 0° und 760 Mm. Druck, ist nach Regnault[3] $s = 0{,}001293187$; das der

[1] Valentin, l. c., pag. 216.
[2] Ludwig, Physiologie, Bd. II, pag. 481.
[3] Müller-Pouillet, II, 601.

Athmungsluft schwankt in Folge der Temperaturänderung zwischen

$$s. \frac{1}{1 + \alpha. 10} \quad \text{und} \quad s. \frac{1}{1 + \alpha. 35}$$

worin a nach Magnus[1] = 0,003665 ist. Im Mittel beträgt das specifische Gewicht nach diesen Werthen berechnet = 0,0011958. Das Gewicht von 1000 Liter Athmungsluft = 1,1958 Kilogramm.

Die Erhöhung der Temperatur beträgt

$$Te - Ta = 35^\circ - 10^\circ = 25^\circ \text{ C.}$$

Nach de la Roche und Berard beträgt die spec. Wärme der Luft = 0,267[2].

Da nun die entsprechende Wärmemenge, welche zur Erwärmung der Athemluft verbraucht wird, (Qa) sich als Produkt von Gewicht mal Temperaturänderung mal specifische Wärme berechnet, so ist Qa = 1,1958.25.0,267 = 7,982 Calorien.

b) *Wärmeabgabe durch Dampfbildung.*

Da die Exspirationsluft mit Wasserdampf von 35° gesättigt ist, so beträgt dessen specifisches Gewicht 0,00003951[3] und sein absolutes Gewicht 0,03951 Kilogramm per 1000 Liter.

Während der Verdampfung ändert sich die Temperatur der Athemluft von 10° auf 35°; ihr Mittelwerth beträgt 22,5°. Die gebundene Wärmemenge wird nun ziemlich genau dargestellt werden, wenn man annimmt, dass die ganze Dampfmenge bei 22,5° entstehen und nachher noch von 22,5° auf 35°, d. i. um 12,5° erwärmt werden muss. Der erste Vorgang erfordert eine Wärmemenge Qb, gleich dem

[1] Müller-Pouillet, II, 593.

[2] Müller-Pouillet, 6. Aufl., II, 723.

[3] Müller-Pouillet, 6. Aufl., II, 642. — Zu obigen Berechnungen benutze ich Tabellen des spec. Gewichts des Wasserdampfes aus dem Lehrbuch der technischen Physik von Ferd. Hessler, 3. Aufl. 1866, Bd. II. Tab. 26, welche von den in Müller-Pouillet angegebenen Werthen nur wenig differiren. Müller-Pouillet gibt die Werthe nur von 5° zu 5° C. und hätte ich für die einzelnen Temperaturgrade erst interpoliren müssen.

Produkt von „Gewicht mal Verdampfungswärme." Letztere ist nach Regnault[1]:

$$606{,}5 + 0{,}305 \,.\, 22{,}5 = 613{,}36$$

also ist:

$$Qb = 0{,}03951 \,.\, 618{,}36 = 24{,}23 \text{ Calorien.}$$

Der zweite Vorgang erfordert eine Wärmemenge Qb, gleich dem Producte von Gewicht mal Temperaturänderung mal specifische Wärme. Letztere ist nach de la Roche und Berard 0,847, also

$$Qb_2 = 0{,}03951 \,.\, 12{,}5 \,.\, 0{,}847 = 0{,}418 \text{ Calorien.}$$

Die Summe Qb beider Wärmemengen ist:

$$Qb = 24{,}23 + 0{,}418 = 24{,}65 \text{ Calorien.}$$

Die ganze durch die Athmung abgegebene Wärme Q bei obigen Voraussetzungen ist:

$$Q = Qa + Qb = 7{,}98 + 24{,}65 = 32{,}63 \text{ Calorien.}$$

Setze ich in einem zweiten Falle voraus, die Inspirationsluft sei mit Wasserdampf gesättigt, so ändert sich nach dem oben Gesagten Qb insofern um eine geringere Dampfmenge, als vorhin ausreicht, die Exspirationsluft bis zur Stättigung zu durchfeuchten.

Das spec. Gewicht des Dampfes von 10° ist 0,00000938, daher die vorhandene Dampfmenge 0,00938 Kilogramm und die neugebildete 0,03951 — 0,00938 = 0,03013 Kilogramm. Die erforderliche Wärmemenge ist nun auf dieselbe Weise wie oben zu berechnen, daher einfach dem Dampfgewichte proportional:

$$Qb = 24{,}65 \,.\, \frac{0{,}03013}{0{,}03951} = 18{,}80 \text{ Calorien.}$$

Dies zu Qa addirt, gibt die ganze durch die Athmung abgegebene Wärmemenge:

$$Q = 7{,}98 + 18{,}80 = 26{,}78.$$

Auf diese Weise habe ich folgende Tabellen berechnet, welche für

[1] Müller-Pouillet, II, 681.

die Athmung bei verschiedenen Temperaturen und Sättigungsgraden der Inspirationsluft die pro 1000 Liter und pro Tag abgegebenen Wärmemengen darstellt. Die Temperaturen sind in Centesimalgraden, die Wärmemengen in Calorien bezogen auf Kilogramme und Centesimalgrade angegeben.

Ich nehme hier Veranlassung, Herrn Ingenieur Böttcher meinen Dank für die Unterstützung auszusprechen, welche mir derselbe mit grosser Bereitwilligkeit bei Berechnung dieser Tabellen und besonders bei den später zu erwähnenden Temperaturmessungen leistete.

Meines Wissens existirt nur Eine ähnliche Berechnung, welche bis jetzt immer bei Arbeiten über die Wärmeabgabe von verschiedenen Autoren benutzt wurde. In einer kleinen Tabelle zeigte Helmholtz [1], um wieviel ein Luftvolum von 1 Gmm. bei 760 Mm. Druck durch Aufnahme von Wärme und Wasserdampf abkühlend wirken kann für eine Temperatur der Luft von 0°—30° C. mit den angegebenen Sättigungsgraden, wenn sich dasselbe bis zu 37° erwärmt und mit Wasserdampf sättigt.

TABELLE von HELMHOLTZ.

Temperatur der Luft.	Gebundene Wärmemenge durch Dampfbildung bei verschiedenen Sättigungsgraden.				Zur Erwärmung der Luft erforderliche Wärme.
	50%	70%	90%	100%	
30° C.	15,0	12,1	9,3	7,9	1,7
20° C.	20,5	18,9	17,3	16,5	4,2
10° C.	25,1	24,2	23,3	22,9	6,9
5° C.	27,2	26,5	25,9	25,5	7,4
0° C.	29,1	28,6	28,2	28,0	9,9

Da diese Tabelle mehr für die Wärmeabgabe der Haut berechnet ist, so hielt ich es für nothwendig, neue Tabellen anzufertigen. Ein Vergleich zwischen dieser Tabelle und den meinigen wird sofort die grossen Differenzen, welche durch die Temperaturänderung der Exspirationsluft bei verschiedenen Werthen der Inspirationsluft bewirkt werden, in's Auge fallen lassen.

[1] Helmholtz, encyklopäd. Wörterbuch der medicinischen Wissensch., Artikel Wärme. 1846. Bd. 35.

TABELLE I.

Wärmeabgabe durch den Athmungsprozess.

Ta	*Te*	*Qa*	Qb_1 0%	Qb_2 50%	Qb_3 60%	Qb_4 70%	Qb_5 80%	Qb_6 90%	Qb_7 100%
− 10°	30°	13,32	18,94	18,03	17,84	17,66	17,48	17,29	17,11
+ 0°	32,7°	10,68	21,88	20,33	20,01	19,70	19,39	19,08	18,77
+ 5°	33,9°	9,32	23,29	21,16	20,73	20,31	19,88	19,46	19,03
+ 10°	35°	7.98	24,65	21,73	21,14	20,56	19,97	19,39	18,80
+ 12,5°	35,6°	7,33	25,40	21,99	21,30	20,62	19,94	19,25	18,57
+ 15°	36°	6,63	25,99	22,00	21,20	20,40	19,61	18,81	18,01
+ 17,5°	36,5°	5,97	26,69	22,09	21,16	20,24	19,32	18,40	17,48
+ 20°	36,9°	5,29	27,09	21,73	20,66	19,59	18,51	17,44	16,37
+ 25°	37,2°	3,78	27,75	20,63	19,20	17,78	16,35	14,93	13,50
+ 30°	37,5°	2,31	28,14	18,77	16,90	15,02	13,15	11,27	9,40
		Zur Temperaturänder. der Athmenluft erforderliche Wärmemenge pro 1000 Liter.	Zur Dampfbildung erforderliche Wärmemenge bei verschiedenen Sättigungsgraden der Athemluft pro 1000 Liter.						

TABELLE II.

Total der Wärmeabgabe bei verschiedenen Sättigungsgraden der Inspirationsluft.

Ta	Q_1 0%	Q_2 50%	Q_3 60%	Q_4 70%	Q_5 80%	Q_6 90%	Q_7 100%
— 10°	32,26	31,35	31,16	30,98	30,80	30,61	30,43
0°	32,56	31,01	30,69	30,38	30,07	29,76	29,45
+ 5°	32,61	30,48	30,05	29,63	29,20	28,78	28,35
+ 10°	32,63	29,71	29,12	28,54	27,95	27,37	26,78
+ 12,5°	32,73	29,32	28,63	27,95	27,27	26,58	25,90
+ 15°	32,62	28,33	27,53	26,73	25,94	25,14	24,34
+ 17,5°	32,66	27,06	26,13	25,21	25,29	24,37	23,45
+ 20°	32,38	27,02	25,95	24,88	23,80	22,73	21,66
+ 25°	31,53	24,41	22,98	21,56	20,13	18,71	17,28
+ 30°	30,45	21,08	19,21	17,33	15,46	13,58	11,71

TABELLE III.

Total bei 8 Stunden Arbeit (7440 Liter).

Ta	20%	30%	40%	50%	60%	70%	80%	90%	100%
— 10°	—	—	—	233	232	231	229	228	226
0°	—	—	—	231	228	226	224	221	219
+ 5°	—	—	—	227	224	221	217	214	211
+ 10°	—	—	—	221	217	212	208	204	199
+ 12,5°	—	—	—	218	213	208	203	198	193
+ 15°	—	—	—	212	206	200	193	187	181
+ 17,5°	—	—	—	209	202	195	188	181	175
+ 20°	—	—	—	203	195	186	178	170	161
+ 25°	—	—	—	181	171	160	150	139	129
+ 30°	199	185	171	157	143	129	115	101	87

TABELLE IV.

Total bei 8 Stunden Schlaf, 8 Stunden Ruhe (5280 Liter).

Ta	50%	60%	70%	80%	90%	100%
— 10°	166	165	164	163	162	161
0°	164	162	160	159	157	156
+ 5°	161	158	156	154	152	150
+ 10°	157	154	151	148	145	141
+ 12,5°	155	151	148	144	140	137
+ 15°	150	146	142	137	133	129
+ 17,5°	149	144	139	134	129	124
+ 20°	144	138	132	126	120	114
+ 25°	129	121	114	106	99	91
+ 30°	112	102	92	82	72	62

TABELLE V.

Total bei 8 Stunden Schlaf, 16 Stunden Ruhe (8320 Liter).

Ta	50%	60%	70%	80%	90%	100%
— 10°	261	259	258	256	255	253
0°	258	255	253	250	248	245
+ 5°	254	250	247	243	239	236
+ 10°	247	242	237	233	228	223
+ 12,5°	244	239	233	227	221	216
+ 15°	237	230	223	216	209	203
+ 17,5°	233	226	218	210	203	195
+ 20°	227	218	208	199	190	180
+ 25°	203	191	179	167	156	144
+ 30°	177	161	145	129	113	97

Diese Tabellen machen keinen Anspruch auf absolute Genauigkeit, aber ich möchte ihnen wenigstens den Werth beilegen, dass sie uns einen brauchbaren Maassstab an die Hand geben bei Beantwortung der Frage, in welchem Grade die Wärmeabgabe unserer Lungen bei einer bestimmten Temperatur und Feuchtigkeitsgehalte der Luft und bei einem bestimmten Bewegungszustande unseres Körpers gefördert oder gehindert ist.

Alle Factoren, auf welche es bei der Berechnung ankömmt, insbesondere die nach Valentin angenommenen Werthe für die Temperatur der Exspirationsluft, sind nach Einer bestimmten Untersuchungsmethode gewonnen und haben also jedenfalls relative, wenn auch nicht absolute Geltung. Mögliche Differenzen würden daher das Verhältniss zwischen den angegebenen Werthen der Tabellen nur wenig ändern. Eine Ausnahme macht Ein Factor, und zwar der wichtigste von allen: der Sättigungsgrad der Exspirationsluft. Wie Eingangs bemerkt, wurde den Berechnungen die Annahme unterlegt, dass die Exspirationsluft mit Wasserdampf immer vollständig gesättigt sei. Diese Voraussetzung ist gewiss in ihrer Allgemeinheit unrichtig, aber ich bemerke, dass die Aufnahme von Wasserdampf Seitens der Exspirationsluft hauptsächlich abhängt von der Anzahl der Athemzüge in der Zeiteinheit; wie Valentin in einer kleinen Tabelle nachwies, fällt der Wassergehalt der Exspirationsluft mit der Frequenz der Athemzüge.

Es gibt nun eine Reihe von Beschäftigungen, bei welchen theils durch eine gebückte zusammengekauerte Stellung, theils durch anderweitige Inanspruchnahme von Respirationsmuskeln (bei Webern, Steinhauern, Bergleuten u. s. w.) ein freies ungezwungenes tiefes Respiriren mehr oder minder gehemmt ist. Bei diesen Beschäftigungen ist dann natürlich auch die Athemfrequenz im Verhältniss zur Arbeitsleistung eine vermehrte und die Sättigung mit Wasserdampf nicht so vollständig. Es ist dabei wohl kaum nöthig, auf das wichtige physikalische Gesetz aufmerksam zu machen, wonach die Schnelligkeit der Verdunstung mit dem Wassergehalt der Atmosphäre abnimmt. Wäre nun die Exspirationsluft nicht vollständig gesättigt, so würde dieselbe in einer feuchtern Luft nicht allein absolut, sondern auch relativ weniger Wasserdampf aufgenommen haben als in einer mehr auf die Wärmeabgabe während der Arbeitszeit, also bei vermehrter trockenen Luft. Da nun aber meine Folgerungen und Schlüsse auf die verminderte Wärmeabgabe in warmer und gesättigter Luft und in manchen Fällen Respirationsfrequenz, basiren, so kommt dieser Fehler nur meinen Schlüssen zu gut, denn es ist ohne Weiteres einleuchtend, dass in solcher Atmosphäre und bei solchen Zuständen unseres Körpers die Wärmeabgabe noch geringer ist, als die in den Tabellen angeführten Werthe uns lehren.

Folgerungen aus obigen Tabellen.

Die beiden ersten Tabellen lassen in bequemer Weise erkennen, in wie weit die totale Wärmeabgabe, welche mit dem Athmungsprocess verbunden ist, durch die Temperatur und durch den Feuchtigkeitsgehalt der Inspirationsluft beeinflusst wird.

Betrachten wir die Werthe Q_1—Q_7 auf Tabelle II, so sehen wir, dass die Wärmeabgabe für gleiche Volumina der Athemluft im Allgemeinen abnimmt, wenn jene beiden Variablen, Temperatur und Dampfgehalt der Luft, zunehmen. Wir sehen ferner, dass der besondere Einfluss der Temperatur mit dem Dampfgehalt, der besondere Einfluss des Dampfgehaltes mit der Temperatur steigt; in Folge dessen stellt sich eine sehr grosse Differenz der Wärmeabgabe bei kalter trockener gegenüber derjenigen bei heisser feuchter Luft heraus, ein Verhältniss etwa wie 3 : 1 in den Grenzen unserer Tabelle.

Endlich ist der besondere Einfluss der Temperatur beinahe Null, wofern die Luft absolut trocken, ebenso der besondere Einfluss des Dampfgehaltes verschwindend klein, wofern die Luft hinreichend kalt. Die Wärmeabgabe wäre hienach constant bei absolut trockener Luft unabhängig von der Temperatur; desgleichen bei sehr kalter Luft, welches auch ihr Dampfgehalt sei. Dieser nahezu constante Werth ist zugleich das Maximum der möglichen Wärmeabgabe.

Es ist einigermaassen überraschend, dass bei so verschiedenen äusseren Abkühlungsbedingungen dennoch eine annähernd constante Wärmeabgabe wenigstens für die Lunge stattfindet. Denselben Bedingungen lässt sich aber auch die Wärmeabgabe der Haut, wie wir unten sehen werden, theils durch selbstthätige Compensation, theils durch Aenderung der Bekleidung oder Zimmertemperatur leicht accomodiren, während bei gleichzeitig sehr heisser und sehr feuchter Luft die vorhandenen Mittel der Wärmeregulation nicht ausreichen. Hienach müssen Trockenheit und Kälte und zwar jede für sich geradezu als die der Wärmeableitung günstigsten äussern Bedingungen angesehen werden.

Was unser Clima betrifft, so ist der Sättigungsgrad der Atmosphäre in den Wintermonaten durchschnittlich höher als in der wärmeren Jahreszeit, derart[1] dass in den Wintermonaten die Luft mit circa 70—90, in den Sommermonaten mit 50—70 % gesättigt ist. Weniger als 50 % kommt in unserm Clima selten vor. Ferner ist die relative Dampfmenge Mittags zur Zeit der höchsten Tagestemperatur am geringsten, Morgens zur Zeit der niedrigsten Temperatur am höchsten. Durch dieses Verhalten ist eine ziemlich constante Wärme-

[1] Ludwig, Physiologie, Bd. II, pag. 301.

abgabe selbst bei sehr verschiedenen Temperaturen der atmosphärischen Luft möglich, und der Wärmeabfluss durch den Athmungsprocess scheint nur selten beschränkt.

Die geographische Verbreitung der Krankheiten der Respirationsorgane ist nicht überall auf Erden die gleiche. Die catarrhalischen Erkrankungen der Respirationsschleimhaut, Croup, Lungenschwindsucht etc. sind in manchen Climaten häufiger, in anderen seltener. Bis jetzt hat man einen gewissen Einfluss der Temperatur, der Luftfeuchtigkeit und der Elevation auf die Genese dieser Krankheiten [1] bereits festgestellt. Doch konnten meiner Ansicht nach die Aufschlüsse, welche uns bis jetzt die geographische Pathologie über den Einfluss dieser Factoren gegeben hat, deshalb nicht ganz die richtigen sein, weil die Mehrzahl der Menschen während der grössern Zeit unter dem Einfluss eines künstlichen Climas statt des gegebenen lebt, da Temperatur und Dampfgehalt in geschlossenen Räumen immer andere Werthe haben, wie in der freien Luft.

Je kälter und feuchter ein Clima, desto mehr ist der Mensch genöthigt, Schutz vor den Einflüssen der Witterung zu suchen. Unsere Wohnungen erfüllen diesen Zweck; sie bieten uns Schutz und Schirm vor Nässe und Kälte, aber indem sie dies thun, athmen wir eine Luft ein, die in Temperatur und Dampfgehalt wesentlich von derjenigen der äussern Atmosphäre differirt. Insbesondere gilt dies von der Erziehung unserer Kinder. Der grössere Theil derselben verlebt die ersten Lebensjahre in geschlossenen und gar häufig überheizten Wohnungen, deren beschränkte Localitäten viele Menschen beherbergen müssen und noch ausserdem zum Kochen, Waschen, Bügeln benützt werden, so dass die Luft derselben in Temperatur und Dampfgehalt derjenigen von südlichen Climaten nahekommt oder sie gar übertrifft. Wie aber in dem Fötalleben und der frühesten Kindheit das Fundament zur nachfolgenden Entwickelung des Menschen gelegt wird, so ist auch die Luft, welche wir in den ersten Lebensmonaten und Jahren einathmen, von grosser Bedeutung für die Enstehung und Entwickelung eine Reihe von Krankheiten der Respirationsorgane. In ihr und durch sie werden Keime zu künftigen Erkrankungen

[1] Hirsch, historisch-geographische Pathologie, Bd. II, pag. 12, 55, 77—83, 121 u. s. w.

gelegt, welche längere Zeit latent bleiben können und erst später zur Entwickelung kommen.

Um mich später darauf beziehen zu können, habe ich die drei folgenden Tabellen berechnet; Tabelle III, IV und V sollen diese Einflüsse auf die Wärmeabgabe durch den Athmungsprocess eines erwachsenen Menschen zeigen, und speciell Tabelle III während einer angenommenen achtstündigen Arbeit in der freien Luft oder in Räumen der mannigfachsten Art.

Wir wissen nämlich, dass bestimmte Affectionen der Athmungsorgane bei Arbeitern in gewissen Fabriken oder Räumlichkeiten, z. B. bei Bergleuten, sehr viel häufiger vorkommen als bei Arbeitern mit anderen Beschäftigungszweigen und bei solchen, die im Freien arbeiten. Die Wärmeabgabe ist aber beispielsweise in der mit Wasserdämpfen gesättigten Grubenluft eine andere als in der freien Atmosphäre oder gar in der Nähe von Hochöfen mit einer sehr heissen, aber sehr trockenen Luft. Dazu kommt noch, dass bei vielen Beschäftigungen das Athmen nicht leicht und ungehemmt, die Respirationsfrequenz also eine grössere, die Lungenventilation eine weniger ausgiebige ist.

Ich behalte mir vor, das Alles später auszuführen und den Einfluss dieser Factoren auf die Entstehung einzelner Krankheitsformen der Respirationsorgane zu zeigen.

II. Berechnung der Wärmemengen, welche wir durch die Ingesta unserm Körper zuführen oder ableiten.

Nach Helmholtz beträgt die Wärmeabgabe durch die Ingesta circa 2,60 %[1] der Gesammtwärmeausgabe; diese Summe ist gegen die Wärmemenge, welche wir durch Haut und Lunge abgeben, verschwindend klein und dem entsprechend von geringerem Einfluss auf die Gesammtwärmeökonomie des Körpers. Sie erscheint mir aber deshalb von der grössten Wichtigkeit, weil wir, je nachdem die Ingesta höher oder niedriger als unsere Eigenwärme temperirt sind, bald Wärme zuführen, bald ableiten, und weil wir diese Wärmemengen

[1] Wundt, Physiologie, pag. 396.

ganz nach unserm Belieben bald verhältnissmässig sehr gross, bald sehr klein machen können und in Wirklichkeit auch machen. Die locale Einwirkung auf die betreffenden Organe muss dann eine sehr verschiedene sein, vorausgesetzt dass die Temperatur der Ingesta überhaupt von Einfluss auf dieselbe ist.

Die Berechnung der Wärmemengen ist sehr leicht, sobald man nicht allzu scrupulös verfährt, die specifische Wärme für flüssige Nahrungsmittel und Getränke (Kaffee, Bier, Wein, Suppe, Wasser etc.) gleich der des destillirten Wassers = 1 und für feste Speisen in Bausch und Bogen = 0,8[1] setzt. Es kommt dann nur darauf an, zu wissen, wie viel Jemand isst oder trinkt, wie warm oder kalt, und wir haben dann durch eine einfache Multiplication die Wärmemengen, welche wir unserm Körper zuführen oder ableiten, natürlich mit Berücksichtigung der Körpertemperatur.

Bei den nachfolgenden Berechnungen wird angenommen, dass diejenigen Getränke, welche wir warm zu nehmen pflegen, Suppe, Kaffee, Thee etc., mit 55° C. = 44° R.[2], die kalten Getränke, Bier, Wein, Wasser etc., mit 15° C. temperirt sind; ferner dass in den Fällen 1, 2 und 3 ebensoviel warme als kalte feste Speisen genommen werden und dass die Temperatur der ersteren ebensoviel über, als die der anderen unter der Körperwärme ist. Auf diese Art gleicht

[1] Da unsere feste Nahrung ähnliche chemische Zusammensetzung und insbesondere einen annähernd gleichen Wassergehalt wie unser Körper hat, so führe ich als Werth für die spec. Wärme derselben, da genaue Angaben fehlen oder mir unbekannt sind, diejenige unseres Körpers = 0,83 in runder Summe = 0,8 ein.

[2] Ich erhielt diesen Durchschnittswerth durch Messungen, welche ich beim eigenen Essen und bei dem meiner Tischnachbarn in Café und Gasthaus anstellte. Uebereinstimmende Zahlen gaben mir Patienten, welche ich Temperaturbestimmungen ihrer Suppen und ihres Kaffees machen liess, gemessen im Augenblick wie sie ihnen mundgerecht waren und wie sie dieselben zu nehmen pflegten. Selbstverständlich ändert sich dieser Werth nach Sitte, Gewohnheit und herrschenden Ansichten bei Individuen, Familien und Nationen. Ich habe längere Zeit im Gasthaus gegessen mitten unter Commis-voyageurs aller Weltgegenden; ich habe aber nie gesehen, dass einer derselben die Suppe, welche durchschnittlich mit weit höheren Temperaturgraden zur Tafel kam, zurückgewiesen oder sie hätte erkalten lassen. Darnach scheint man allgemein, wenigstens in Süddeutschland, so warm zu essen. Ich bitte Jeden, dem dieser Werth als zu hoch gegriffen erscheint, die eigene Suppe und Kaffee mit dem Thermometer zu messen. Ich habe über diesen Punkt schon viel mit Collegen und Laien disputirt, aber immer bei den betreffenden Messungen Recht behalten.

sich die calorische Wirkung der festen Speisen aus und braucht nicht weiter berücksichtigt zu werden. In der Regel wird es sich bei einer „warmen“ Mahlzeit auch so verhalten; wir essen kaltes Brod zum warmen Braten, kalte eingemachte Früchte, Salat nebst warmen Gemüsen etc. etc.

Die meisten erwachsenen Menschen befolgen nun in Auswahl und Menge der Speisen und besonders der Getränke ein gewisses Regime, das sie sich allmählig durch diejenigen Einflüsse aneignen, welche Erziehung und die Sitten des Landes und der Familie und endlich ein gewisses subjectives Wohlbefinden bei der erwählten Lebensweise ausüben. Diese „Ernährungsarten“ werden schliesslich zur Gewohnheit, welcher die meisten Menschen oft mit sklavischer Pünktlichkeit nachkommen.

Die grössten Differenzen beobachten wir aber in der Menge und Temperatur der Getränke. Schon bei Kindern treten diese Differenzen hervor. Es gibt Kinder, die ungemein viel, andere, die nur wenig Wasser trinken; bei Erwachsenen ist der Unterschied viel bedeutender. Während viele Menschen mit sitzender Lebensweise, z. B. die grössere Zahl von Frauen, fast nur von warmem Kaffee, Thee, Suppen leben und wenig oder gar keine kalten Getränke zu sich nehmen, gibt es wieder andere, und zwar ist diese Classe von Menschen bekanntlich sehr zahlreich, welche neben Kaffee und Suppen bedeutende Mengen von kalten Flüssigkeiten, Wasser, Bier, Wein etc., zu sich zu nehmen pflegen. Ich werde sie in Folgendem kurzweg mit dem Namen „Trinker“ bezeichnen, und soll sich selbstverständlich dieser Ausdruck auf Temperatur und Quantität, nicht auf die Qualität der Getränke beziehen.

Berechnet man auf obige Weise verschiedene Arten der Ernährung, wie sie erfahrungsgemäss vorkommen, so sind die Werthe für die Wärmeökonomie unseres Körpers:

1) bei 1 $^1/_2$ Liter warmer Flüssigkeit eine Wärmezufuhr von 26 Calorien,
2) bei $^3/_4$ Liter warmer, 2 Liter kalter Flüssigkeit eine Wärmeableitung von 32 Calorien,
3) bei $^3/_4$ Liter warmer und 3,2 Liter kalter Flüssigkeit eine Wärmeableitung von 59 Calorien,

} gleich viele warme als kalte feste Speisen, so dass die Temperaturdifferenz ausgeglichen wird.

4) bei ganz kaltem Essen : 1 Kilogramm kalter Speisen zu 20° C. und 2 Liter kalter Flüssigkeit ebenfalls eine Wärmeableitung von 59 Calorien.

Um die eben berechneten Arten der Ernährung schon jetzt im Allgemeinen zu charakterisiren, so repräsentirt : No. 1 die Lebensweise von Menschen, die keine kalten Getränke zu sich nehmen, nur von Kaffee, Suppen, Thee und wenig festen Nahrungsmitteln leben. Bei Frauen trifft man diese Lebensweise ungemein häufig. Sie kommen zu derselben gewöhnlich dadurch, dass sie in Folge von Mangel an Bewegung in freier Luft wenig Bedürfniss nach Flüssigkeiten haben. Die warmen Getränke genügen vollständig, um den Bedarf an Flüssigkeit zu decken; durch den fortwährenden Genuss derselben wird der Magen immer empfindlicher gegen den thermischen Reiz, so dass sie schliesslich gar keine kalten Getränke mehr ertragen können.

No. 2 die Wärmeabgabe bei mässig lebenden Menschen, welche ausser ihren warmen Getränken noch mässige Quantitäten kalter Getränke zu sich nehmen.

No. 3 repräsentirt die Lebensweise eines Trinkers, welcher keine übermässig grossen Mengen Wasser oder Spirituosen zu sich nimmt.

No. 4 Wärmenabgabe bei ganz kaltem Essen und Trinken : bei der natürlichen Lebensweise.

Vergleicht man No. 3 und 4, so sieht man, dass der Trinker gleich viel Wärme seinem Magen, resp. seinem Körper entzieht, wie derjenige, welcher alle Nahrung kalt zu sich nimmt; aber er muss, um diesen Effekt zu erreichen, um seinen Magen gerade so wie der Kaltesser und Kalttrinker abzukühlen, zwei Liter Flüssigkeit seinem Körper mehr zuführen.

Verfolgen wir diese zwei Liter Flüssigkeit auf ihrem Weg durch den Körper, so wissen wir, dass dieselben aufgesaugt werden und in den Kreislauf gelangen, und zwar der weitaus grössere Theil nicht direkt, sondern durch den Pfortaderkreislauf. Die Blutmasse wird um zwei Liter grösser, und zwar nicht auf einmal, sondern allmählig, immer nur um denjenigen Theil, der gerade resorbirt ist. In dem Maasse als die Blutmasse grösser und das Blut wässeriger wird, mehrt sich durch vermehrten Blutdruck und vergrösserte Osmose auch die

Ausscheidung von Flüssigkeit aus dem Blute theils durch Imbibition der Gewebstheile, theils durch Absonderung vermittelst der Schweissdrüsen und Nieren.

Der weitaus grössere Theil der Flüssigkeit wird durch die Nieren, Schweissdrüsen und Lungen ausgeschieden. Je niedriger temperirt die äusseren Medien, je geringer der Congestionszustand der Haut, je ungünstiger die Bedingungen zur Dampfbildung, je geringer die Arbeit — desto mehr Flüssigkeit werden die Nieren auszuscheiden haben. Je höher temperirt die äusseren Medien, je bedeutender die körperliche Arbeit, desto mehr haben Lungen und Schweissdrüsen zu leisten. Da bei excessivem Trinken die Wasserausscheidung durch die Lungen gegenüber dem Flüssigkeitsquantum unbedeutend ist, so hängt beim Trinker die Schweisssecretion ab von der Temperatur der äusseren Medien und der körperlichen Arbeit, — oder was immer den Congestionszustand seiner Haut vermehrt[1].

Es leuchtet ohne Weiteres ein und steht im Einklang mit bekannten Sätzen der Physik und Physiologie, dass durch die Mehrarbeit des Herzens eine vermehrte locale Wärmeproduction im Herzmuskel und dessen Adnexen, vermehrte Reibungswärme in den Wandungen der Gefässe, besonders an den Umbeugungsstellen der Arterien, z. B. der Aorta, ferner in den Gefässen der Nieren, des Pfortaderkreislaufs statt hat. Endlich wird die Durchfeuchtung (der Wassergehalt) des Körpers bei einem Trinker ceteris paribus ein stärkerer sein. Der Wassergehalt des Körpers und einzelner Gewebstheile ist ja kein bestimmter, sondern ist grossen Schwankungen unterworfen. Es ist aber wichtig, festzuhalten, dass nach den Gesetzen der Osmose immer diejenigen Gewebstheile am meisten durchfeuchtet werden müssen, welche eine höhere Localtemperatur haben. Je höher dieselbe, desto mehr Flüssigkeit durchtränkt das Parenchym.

[1] Ich möchte durch diese Ausführung schon jetzt den genetischen Zusammenhang zwischen dem warmen Essen, dem excessiven Trinken und dem Schwitzen andeuten. Das instinctive Bedürfniss, unseren Magen abzukühlen, bringt uns dazu, kalte Flüssigkeiten im Uebermaass zu uns zu nehmen. Daher diese Gier nach kalten Getränken, welche, nach der kosmopolitischen Anerkennung des Bieres zu schliessen, fast überall und gleichzeitig mit dem grösseren Kaffee- und Theeconsum zuzunehmen scheint. — Bekanntlich nehmen Thiere im freien Zustande nur wenig Wasser zu sich; das excessive Trinken ist Privilegium und Specialität des Menschengeschlechts (Vogt: Brillat Savarin) und hängt mit der Gewohnheit, warm zu essen, zusammen.

In Aetiologie, Diätetik und Therapie wurde bisher die physikalische Beschaffenheit und der Wassergehalt unserer Nahrungsmittel nur wenig in's Auge gefasst. Der ungemeine Aufschwung, den die Chemie in den jüngstverflossenen Decennien nahm, war wohl die Ursache, dass die Lehre von den chemischen Bestandtheilen unserer Nahrungsmittel alle Aufmerksamkeit absorbirte, und dass nur so nebenbei die physikalische Beschaffenheit derselben erwähnt ward.

Die Frage, ob es überhaupt gut sei, warm zu essen, unsern Magen zwei-, dreimal täglich warm zu baden, um ihn dann wieder theilweise durch enorme Quantitäten kaltes Getränke abzukühlen, wurde während dieser Periode in ärztlichen Kreisen kaum discutirt, während man die chemischen Bestandtheile: den Gehalt an Albuminaten, Fetten und Kohlehydraten, an Alcohol, die kleinsten Mengen von alkalischen und Erdsalzen etc. etc. auf's Minutiöseste berechnete und in Aetiologie, Diätetik und Therapie berücksichtigte. Die Wichtigkeit dieser eben erwähnten Momente hoben eigentlich mehr Laien und ärztliche Dilettanten, oder in welche Classe man immer Ernst Mahner, Priessnitz, Schroth, Hahn und Andere einweisen will, hervor.

Ich glaube dem Leser einen Gefallen zu erweisen, wenn ich durch Citate für die Richtigkeit dieses Satzes mit den wenigen Ausnahmen, welche ich später erwähnen werde, den Umfang meiner Arbeit nicht unnöthigerweise bereichere. Ich führe nur als allgemeinen Beweis das sehr verbreitete Handbuch der allgemeinen Pathologie von Uhle und Wagner, 1868, 4. Auflage, an. Bei dem Capitel, das über die Ursachen der Krankheiten handelt, heisst es wörtlich pag. 105: „Die Temperatur der Speisen und Getränke als Krankheitsursache kommt nur wegen der Erkältung des Magens und wegen der Möglichkeit schädlicher Folgen des kalten Trunkes in Betracht." Das ist Alles, was über die Temperatur unserer Nahrung gesagt ist.

Nach meinen Beobachtungen verhält es sich damit anders; es handelt sich hier um Wärmedifferenzen von 27 — 58 — 85 Calorien, welche in ihrer cumulativen Einwirkung gewiss einen Effekt machen und bei der Krankheitsgenese in Rechnung gezogen werden müssen; ich bin in weiterer Verfolgung der Entstehung der Krankheiten zu der Ansicht gelangt, dass

1) unsere Verdauungsorgane, um gesund zu bleiben, eines gewissen Grades mittlerer Abkühlung bedürfen;
2) dass die Menge der Flüssigkeit, welche wir in Speise und Trank zu uns nehmen, selbst innerhalb geringerer Schwankungen durchaus nicht so gleichgültig für den gesunden wie kranken Körper ist, als das gewöhnlich angenommen wird, und dass die eventuelle schädliche Wirkung der Flüssigkeiten auf unseren Körper eine um so intensivere ist, je höher temperirt sie im Augenblick der Aufnahme sind, resp. je rascher sie aufgenommen werden und die Gefässe füllen.

Ich stehe nicht an, auszusprechen, dass Temperatur und Wassergehalt unserer Nahrung, soweit meine Beobachtungen reichen, von nicht zu unterschätzender Bedeutung auf die Entstehung von Krankheiten sind, und glaube dass sie ebenso ins Auge zu fassen, wie die chemische Beschaffenheit derselben, wiederhole aber, ohne den Einfluss und die Bedeutung der letzteren zu verkennen oder zu leugnen.

Eine grössere Anzahl von Beobachtungen macht es mir mehr als wahrscheinlich, dass gewisse Erkrankungen des Darmkanals, von den Zähnen an, häufig in der thermischen Misshandlung ihre Ursachen haben. Eine weitere Anzahl von Beobachtungen macht mich darauf aufmerksam, dass Erkrankungen des Darmkanals, der Leber, des Cirkulationsapparates, der Nieren, des Gehirns und endlich eine Anzahl der Erkrankungen der Haut in genetischem Zusammenhang mit der Quantität der aufgenommenen Flüssigkeit steht, und endlich, dass auch bei der Entstehung von anderen entzündlichen und fieberhaften Erkrankungen die Durchfeuchtung unseres Körpers und einzelner Gewebstheile ein sehr zu berücksichtigendes Moment ist[1].

III. Wärmeabgabe durch die äussere Haut.

Helmholtz[2] gibt an, dass die Wärmemenge, welche die äussere Haut abzugeben hat, circa 77,5 % der insgesammt producirten

[1] Pettenkofer war der Einzige, der bis jetzt auf den grösseren Wassergehalt des Körpers und der Organe als ein disponirendes Moment auf die Entstehung der Cholera aufmerksam machte (siehe diese Zeitschrift, Bd. II, pag. 93—97, oder Ranke, Physiologie, pag. 169).

[2] Wundt, Physiologie, p. 396.

Wärme beträgt. Aus der Grösse der Zahl ist die Wichtigkeit dieser Hautfunction ersichtlich.

Die Wärmeabgabe erfolgt selbstverständlich nach rein physikalischen Gesetzen, aber ausser diesen wissen wir noch sehr wenig über die Art und Intensität der Wärmebewegung. Ich halte es nicht für überflüssig, die Art der Wärmeabgabe durch unsere Haut zu besprechen, die Factoren, welche von Einfluss auf dieselben sind, aufzuzählen und die physikalischen Gesetze, nach welchen die Wärmeabgabe erfolgt, in aller Kürze anzuführen, da mir dies zum Verständniss des Nachfolgenden wesentlich erscheint, und weil ich kein Lehrbuch der Physik und Physiologie kenne, in welchem die Wärmebewegung so im Zusammenhange besprochen ist, dass ich mich darauf berufen könnte.

Ueber die Wärmebewegung in unserer Haut.

Wir wissen, dass die centralen Theile unseres Körpers vorzugsweise Sitz der Wärmeproduction sind. In unserer Haut wird nur ein sehr geringer Theil unserer Wärme producirt, dagegen wird nach der oben angegebenen Zahl über $^3/_4$ der Gesammtwärme durch dieselbe verausgabt. Die Wärme, welche unsere Haut abzugeben hat, gelangt auf zwei Wegen in dieselbe: 1) durch Zuströmen wärmerer Blutmassen in die kältere Haut, 2) durch Zuleiten der Wärme aus den tieferen Schichten.

Die Menge des Blutes, welche unsere Haut erfüllt oder vielmehr erfüllen kann, ist noch nicht bestimmt; sie ist aber erfahrungsgemäss eine sehr verschieden grosse und wechselt derart, dass bei Berührung der Haut mit niedriger temperirten äusseren Medien der Congestionszustand abnimmt, und umgekehrt bei Berührung mit höher temperirten Medien der Congestionszustand zunimmt. Unser Körper hat also die Fähigkeit, den Congestionszustand der Haut und damit die Temperatur derselben zu ändern, und es beruht auf diesem Verhalten der zuerst von Bergmann gewürdigte regulatorische Apparat der Wärmeabgabe.

Von den tieferen Körperschichten und von den Wandungen der Hautgefässe strömt die Wärme nach der äusseren Fläche der Epidermis, indem die Intensität[1] der Bewegung ungefähr mit dem Quadrat der Entfernung abnimmt. Je dicker die Haut, desto langsamer erfolgt also bei gleicher Leitungsfähigkeit die Wärmeabgabe. Fettablagerung oder Oedem der Hautdecken vermindert die Wärmebewegung durch dieselben. Magere Menschen haben bessere Wärmeableitungsbedingungen als fette. Ausserdem ist die Wärmeableitung proportional der Temperaturdifferenz[2] zwischen den oberflächlichsten und den innersten Hautschichten. Die Wärme strömt um so rascher nach aussen, je niederer temperirt die Hautoberfläche ist. So hängt denn die Wärmebewegung durch die Haut ab von der Leitungsfähigkeit derselben[3], über welche noch wenig bekannt ist, von der Länge des Weges und der Temperaturdifferenz.

Ist die Wärme bis zur Oberfläche des Epidermis gelangt, so verliert unser Körper dieselbe durch Strahlung, Uebertragung an die äusseren Medien (Leitung) und Dampfbildung.

Von Einfluss auf diese 3 Arten der Wärmeabgabe sind von Seiten der Haut:

1) Das Verhältniss der Gesammtoberfläche zum Gesammtvolumen, beim ganzen Körper wie bei einzelnen Gliedern. Nach Dulong und Petit[4] verhalten sich die Erkaltungsgeschwindigkeiten bei homogenen Kugeln umgekehrt, wie die Durchmesser. Je grösser das Verhältniss von Oberfläche zum Volumen, desto grösser die Abkühlungsgeschwindigkeit. Magere Menschen haben also auch dadurch günstigere Ableitungsbedingungen als fette Menschen. Füsse und Hände erkalten erfahrungsgemäss schneller als der Stamm und würden noch schneller erkalten, wenn unsere Extremitäten nicht verhältnissmässig mehr Hautgefässe hätten.

[1] Müller-Pouillet, II, 760.

[2] Müller-Pouillet, II, 757.

[3] John Tyndall (Die Wärme eine Art der Bewegung, Braunschweig 1867) gibt die Leitungsfähigkeit verschiedener animalischer und vegetabilischer Producte als verschwindend klein an und sagt dann: «Unsere Versuche beweisen die ungemeine Undurchdringlichkeit dieser Substanzen. Wenn wir von der Erfahrung ausgehen, dass plötzliche Zuleitung oder Entziehung von Wärme der Gesundheit von Pflanzen und Thieren schädlich ist, so sehen wir, dass das zu ihrer Construction gewählte Material vortrefflich darauf berechnet ist, um diese Veränderungen unwirksam zu machen.

[4] Müller-Pouillet, II, 757.

2) Die Beschaffenheit der Hautoberfläche. Während die Ablagerung von Pigment im Rete Malpighii nach John Tyndall[1] auf die Wärmestrahlung ohne Einfluss ist, könnte dieselbe möglicherweise von Einfluss auf die Absorption der leuchtenden Wärme sein. Die Durchfeuchtung der Hautoberfläche ist von grossem Einfluss auf die Wärmeabgabe. Der Grad der Durchfeuchtung wechselt je nach der Individualität, der Lebensweise, der Temperatur der Luft und dem Bewegungszustande unseres Körpers ausserordentlich. Bei günstigen Bedingungen Seitens der Luft wird ein höherer Durchfeuchtungsgrad durch vermehrte Dampfbildung auch grössere Wärmeableitung verursachen, allein auch die Wärmestrahlung und Zuleitung der Wärme scheint mir eine andere bei der mit Wasser durchtränkten wie bei einer trockenen Haut zu sein.

3) Die Differenz zwischen der Hauttemperatur und der der äusseren Medien ist das wichtigste Moment bei der Wärmeabgabe, da durch sie Strahlung, Leitung und Dampfbildung beeinflusst werden. Je grösser dieselbe, desto mehr Wärme wird abgegeben. Die Wärmeabgabe ist für die Strahlung und ebenso für die Leitung bei gleichbleibender Beschaffenheit der äusseren Medien proportional der Temperaturdifferenz. In der Aenderung dieser Differenz beruht die Compensationsvorrichtung der Haut, welche ohne Zuthun unseres Willens dadurch geschieht, dass, wie oben bemerkt, mehr oder weniger Blut in unsere Haut einströmt. Willkürlich unterstützen wir die Compensation dadurch, dass wir uns in geschlossenen geheizten Localitäten aufhalten, und dass wir uns bekleiden.

Qualitative Veränderungen der atmosphärischen Luft sind ohne Einfluss auf die Grösse der strahlenden Wärme, die unser Körper abgibt. Wohl aber ist dies der Fall bei den beiden anderen Arten der Wärmeabgabe, der Leitung und der Dampfbildung. Von Einfluss auf den Wärmeaustausch sind:

1) Leitungsfähigkeit der Luft. Luft, in welcher Wasser fein zertheilt ist (Nebel), ist ein besserer Wärmeleiter[2].

[1] John Tyndall, l. c., pag. 365.
[2] Nach Tyndall, Magnus bestreitet es.

2) Bewegtheit der Luft[1]. Je bewegter dieselbe, desto rascher erfolgt die Wärmeabgabe durch Leitung und Dampfbildung.
3) Feuchtigkeitsgehalt der Luft[2]. Je trockener die Luft, desto lebhafter die Dampfbildung.
4) Auf die Schnelligkeit der Verdunstung hat auch der Luftdruck i. e. die Dichtigkeit der Luft Einfluss. Je geringer der Luftdruck, desto rascher die Verdunstung. Auf hohen Bergen ist deshalb die Dampfbildung rascher und die Wärmeabgabe eine grössere, als dies in tiefgelegenen Ebenen oder Bergwerken der Fall ist.

Es sind damit in kurzen Zügen die physikalischen Gesetze, auf denen der Wärmeaustausch zwischen Haut und äusseren Medien beruht, aufgezählt, und stellt dies so ziemlich Alles dar, was wir über die Wärmeabgabe der Haut wissen. Von einer Berechnung der Wärmeabgabe, wie ich dies für Athemluft und Ingesta gethan, kann natürlich keine Rede sein. Ausser der Thatsache, dass die Factoren ungemein schwanken, dass der Congestionszustand der Haut ein individuell und local ungemein verschiedener ist, wissen wir über das Verhalten der Haut in Bezug auf Wärmeleitung und Wärmestrahlung noch beinahe gar Nichts. Ebenso hat man das Verhalten unserer Kleidungsstoffe, welche wir zur Regulirung des Wärmeaustauches benützen, noch wenig geprüft.

Ich habe im Laufe des letzten Jahres eine Anzahl von Versuchen über diese Fragen gemacht und gehe eigentlich nur mit Zagen daran, einen Theil derselben zu veröffentlichen, da ich fühle, wie unvollständig und wenig erschöpfend dieselben sind. Allein ich kann bei meinen anderweitigen Berufspflichten, und da die weitere Verfolgung dieser Untersuchungen mich von meinem medicinischen Thema zu weit entfernen würde, diesen Versuchen nicht so viel freie Zeit widmen, als unbedingt dazu nothwendig ist.

Versuche über Wärmestrahlung und Wärmeleitung.

Die Erfahrung lehrt uns, dass Menschen, welche bei der geringsten Veranlassung in Schweiss gerathen, sich sehr leicht eine „Erkältung“

[1] Fick, med. Physik, 217, 218.
[2] Fick, med. Physik, 218.

zuziehen. Diese Thatsache brachte mich auf den Gedanken, ob ausser der vermehrten Dampfbildung die Wärmeabgabe durch Leitung und Strahlung bei der durchfeuchteten Haut eine andere wäre, als bei der trockenen.

In der Literatur fand ich keinen Aufschluss über diese Fragen, und so stellte ich denn, so weit dies in meinen Kräften lag, selbst Versuche darüber an. Anfangs benutzte ich, um die Dampfbildung möglichst zu hindern, einen Keller, dessen Luft mit Wasserdampf vollständig gesättigt war. Zwei Sigle'sche Kugeln von gleichen Dimensionen mit gleich viel und lauem Wasser gefüllt, dienten als Probeobjecte. Im Korke der oberen Oeffnungen waren Thermometer eingesenkt. Die Kugeln waren mit den zu prüfenden Substanzen umhüllt, und suchte ich aus den Erkaltungsgeschwindigkeiten die Wärmeabgabe für die zu prüfenden Substanzen zu berechnen.

Ich erhielt jedoch so ungenaue Resultate, dass ich einen andern Weg einschlug. Ich benützte zu meinen späteren Versuchen zwei cylindrische Blechbüchsen von ganz gleichen Dimensionen, deren jede zu ungefähr $^4/_5$ ihrer Höhe mit $^1/_2$ Liter destillirtem Wasser gefüllt war. Der Cylindermantel berechnete sich auf 333,6 □ Ctm., nämlich 12,6 Ctm. Höhe und 26 Ctm. Umfang. Zu sämmtlichen Versuchen über die Leitungsfähigkeit etc. der Kleider benützte ich Cylinder von doppelter Höhe mit einem Liter Wasser, wie ein solcher in beifolgender Figur in $^1/_3$ der wirklichen Grösse gezeichnet ist. In dem obern Theil der Blechbüchsen waren Deckel von Blech mit doppelten Böden genau passend eingefügt, welche nach der Füllung mit Wasser, um einen dampfdichten Verschluss herzustellen, eingelöthet wurden. In der Mitte der Deckel waren kreisrunde Oeffnungen für Korkpfropfen, in deren Mitte Thermometer gleich tief in das Wasser eingelassen waren. Ich benutzte zwei Greiner'sche Instrumente mit $^1/_{10}$° C.-Eintheilung. Die Thermometer zeigten von 10° auf 50° C. und waren beide möglichst genau auf einander regulirt, ebenso meine Blechbüchsen ohne Umhüllung und mit gleicher Umhüllung.

Bei den Versuchen wurde das Wasser über Spirituslampen oder im Wasserbade bis zu gleichmässiger Höhe 45—46° C. erwärmt, dann wurden sie mit den zu prüfenden Substanzen umkleidet, auf dicke Unterlagen von schlechten Wärmeleitern gestellt und für möglichst gleichmässige äussere Abkühlungsbedingungen gesorgt. Nach einer

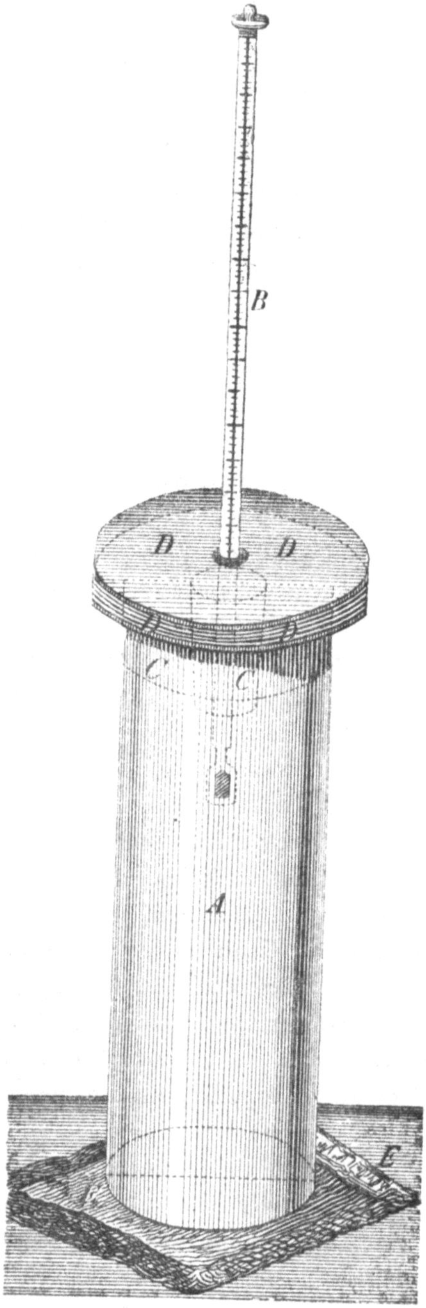

A. Blechcylinder mit Wasser gefüllt.

B. Thermometer, welcher in

C. den eingelötheten Deckel mit doppeltem Boden und einem Korkpfropf in der Mitte dampfdicht eingelassen ist.

D.D. Mehrere Lagen Flanell und eine Blechscheibe zur thermischen Isolirung des Deckels.

E. E. Wollene Unterlage zur Isolirung des Bodens.

($^1/_3$ der wirklichen Grösse.)

gewissen Zeit, von der man annehmen durfte, dass während derselben die Wärme gleichmässig die Umhüllung durchdrang, wurde die Anfangstemperatur, Zeit und Zimmertemperatur notirt. Ebenso wurde am Ende des Versuches, wenn sich das Wasser in den Blechbüchsen um mehrere Grade abgekühlt hatte, Zeit, End- und Zimmertemperatur notirt. Aus diesen Zahlen lässt sich dann der Einfluss der zu prüfenden Substanzen auf die Wärmeabgabe berechnen.

Bezeichnet nämlich T die Wassertemperatur zu Anfang und t diejenige zu Ende einer gewissen Zeitperiode z, und C die Wärmeabgabe pro Zeiteinheit und pro 1° Temperaturdifferenz, also eine die Oberflächenbeschaffenheit ausdrückende Constante, so lässt sich die in der Zeit z abgegebene Wärme W in zwei Formeln darstellen:

$$W = Q.\, s.\, (T - t) = C.\, z.\, \left(\frac{T + t}{2} - \frac{(Tz + tz)}{2}\right)$$

worin Q das Gewicht der zu prüfenden Substanzen, der Blechbüchsen und der Wasserfüllung, s die spec. Wärme des Wassers (mit Vernachlässigung der Blechbüchsen und der zu prüfenden Substanzen) $= 1$, Tz die Temperatur des äussern Mediums (Zimmers) zu Anfang, tz zu Ende des Versuchs bedeutet.

In obigen Formeln drückt die erste Gleichung $W = Q.\, s.\, (T - t)$ die Wärmemenge, wie wir sie durch einfache Messung, die zweite Gleichung

$$W = C\,.\, z.\left(\frac{T + t}{2} - \frac{Tz + tz)}{2}\right)$$

die Wärmemenge, wie wir sie durch Berechnung finden, aus. Wir haben also, wenn wir die beiden Kugeln durch die Indexe 1 und 2 unterscheiden, folgende beiden Gleichungen:

$$W_1 = Q\,.\, s\,.\,(T_1 - t_1) = C_1\,.\, z\,.\left(\frac{T_1 + t_1}{2} - \frac{Tz + tz}{2}\right)$$

$$W_2 = Q\,.\, s\,.\,(T_2 - t_2) = C_2\,.\, z\,.\left(\frac{T_2 + t_2}{2} - \frac{Tz + tz}{2}\right)$$

Deren Division ergibt:

$$\frac{C_1}{C_2} = \frac{T_1 - t_1}{T_2 - t_2} \cdot \frac{T_2 + t_2 - Tz - tz}{T_1 + t_1 - Tz - tz}.$$

Aus dieser Gleichung lässt sich C_1 oder C_2 berechnen, d. h. die Constanten, welche die Wärmeausgabe, insoweit sie durch die Oberflächenbeschaffenheit bedingt ist, darstellen.

Will man blos Eine Blechbüchse benützen und aus der Erkaltungsgeschwindigkeit die Constante C berechnen, so ändert sich die Formel insoweit, als dann der Werth der Zeit und der Zimmertemperatur besonders eingeführt werden muss. Die beiden Indexe 1 und 2 bezeichnen die zugehörigen Werthe des ersten und zweiten Versuchs:

$$\frac{C_1}{C_2} = \frac{T_1 - t_1}{T_2 - t_2} \cdot \frac{T_2 + t_2 - Tz_2 - tz_2}{T_1 + t_1 - Tz_1 - tz_1} \cdot \frac{Z_2}{Z_1}$$

Liest man die gleiche Anzahl von Graden ab, so vereinfacht sich die Formel in

$$\frac{C_1}{C_2} = \frac{Z_2}{Z_1} \cdot \frac{T_2 + t_2 - Tz_2 - tz_2}{T_1 + t_1 - Tz_1 - tz_1}.$$

und bei gleicher Zimmertemperatur:

$$\frac{C_1}{C_2} = \frac{Z_2}{Z_1}.$$

Ehe ich die Resultate meiner Versuche gebe, möchte ich die Genauigkeit, die Fehlerquellen und den Werth der gefundenen Constanten besprechen.

Ueber die Fehler und die Genauigkeit meiner Versuche.

Es ist selbstverständlich, dass meine Thermometer möglichst genau auf einander regulirt waren, und dass ich ausserdem alle Cautelen, welche beim Ablesen u. dgl. zu befolgen sind, beobachtete. Dass es von grösster Wichtigkeit ist, gleiche äussere Abkühlungsbedingungen herzustellen, ist wohl nicht nöthig zu erwähnen.

Bei den Versuchen war ich immer bemüht, die beiden Grundflächen der Cylinder thermisch möglichst zu isoliren. Es wurden deshalb die Cylinder auf dicke Wollunterlagen gestellt; die Isolirung der doppelten Blechdeckel wurde durch mehrere lose Flanelllagen, auf welchen als schlechte Wärmestrahler dünne runde Blechscheiben lagen, bewerkstelligt. Immerhin ist ein gleichmässiger Wärmeverlust durch die beiden Grundflächen des Cylinders nicht zu vermeiden. Bei der Umhüllung mit Probestoffen, die in ihrer Wärmeabgabe nicht bedeutend differiren, ist dieser Fehler geringfügig; anders aber verhält es sich, wenn der Versuchsstoff eine bedeutend geringere Wärmeabgabe bedingt. In diesem Falle sind die Werthe für den schlechteren Wärmeleiter immer zu hoch angegeben. Ich hätte diesen Fehler dadurch vermeiden oder verringern können, dass ich kugel- oder würfelförmige Büchsen benützt hätte, wie ich dies auch Anfangs that, als ich mich Sigle'scher Kugeln bediente. Aber abgesehen davon, dass die Umhüllung mit den Probestoffen, wie ich dies bei den Siegle'schen Kugeln erfuhr, sehr viel Zeit erfordert, ist die gleichmässige Umhüllung bei Kugeln oder Würfeln so schwierig, dass die Fehler, welche durch das ungleichmässige Anliegen der Versuchsstoffe bedingt sind, wahrscheinlich grösser ausgefallen wären, als durch das oben besprochene Moment. Gerade die Leichtigkeit, die Versuchsstoffe der Cylinderform anzupassen, scheint mir diese zu empfehlen. Ausserdem ähnelt die Cylinderform am meisten den Formen unseres Körpers und der einzelnen Glieder.

Ein weiterer Fehler resultirt daraus, dass die Oberfläche durch Veränderung der Umkleidung manchmal in erheblicher Weise vergrössert oder verkleinert wird. Natürlich sind bei grösserer Oberfläche die Werthe der angegebenen Constanten zu gross. Allein da die meisten Versuche sich auf die Kleidungsstoffe beziehen und wir bei der Bekleidung ganz gleiche Verhältnisse haben, so darf dieser Fehler gleich dem oben angeführten vernachlässigt werden, da es mir ausserdem mehr darum zu thun ist, Zahlen für das praktische Leben als genaue wissenschaftliche zu geben.

Zur Beurtheilung gebe ich in Folgendem eine kleine Beobachtungsreihe. Das Wasser war auf 45° C. erwärmt, beide Cylinder mit gleichen Stoffen möglichst gleich dicht umhüllt: Zimmertemperatur 20,9° C.

Cylinder I.	Cylinder II.
41,36	41
40,34	40
38,28	38
37,20	37
31,10	31
30,10	30
28,06	28

Berechnet man nach obigen Formeln C_2, $C_1 = 1000$, so ist:

v : 40°	auf 32°	berechnet	$C_2 = 985$
38°	31°		$C_2 = 989$
37°	30°		$C_2 = 997$
37°	28°		$C_2 = 996$ u. s. w.

Es geht daraus hervor, dass die Cylinder auf $\frac{3-15}{1000}$ genau stimmen, und da diese Differenz bei der Berechnung der Constanten noch berücksichtigt wurde, so sind die Werthe auf 1% genau.

Fehlerquellen, welche durch die Umkleidung mit den zu prüfenden Stoffen verursacht werden, werde ich bei Besprechung derselben erwähnen. Die Constante C bezieht sich immer blos auf die Wärmebewegung, insoweit sie durch die veränderte Oberfläche beeinflusst ist. Bei den einzelnen Versuchen werde ich bemerken, in welchem Falle C auf die Wärmeleitung und in welchem auf die Wärmestrahlung zu beziehen ist. Vorausgesetzt ist das oben angegebene Verhältniss zwischen Oberfläche und Inhalt. Aendert sich die Zeit und Temperaturdifferenz, z und Td, so ist:

$$W = C \,.\, z \,.\, Td.$$

Versuche über Wärmestrahlung.

Ein einfacher Versuch zeigt den ungemeinen Werth der Oberflächenbeschaffenheit, d. h. die Grösse der Wärmestrahlung gegenüber der Wärmeleitung.

Ich überzog nämlich die eine Blechbüchse mit Flanell, die andere stellte ich blank hin. Die blanke Blechbüchse gibt die Wärme langsamer ab, als die mit Flanell bedeckte. Der Versuch ist nicht neu, sondern von Melloni[1] in ähnlicher Weise gemacht. Da ich aber daselbst die weitere Ausführung und Berechnung nicht finde, so lasse ich dieselbe hier folgen.

Ist C bei Flanell . . . . = 100,
so ist C bei der blanken Blechbüchse = 63.

[1] John Tyndall, l. c., pag. 365.

Da nun der Flanell, wie wir sehen werden, die Wärmebewegung durch Leitung um 14 % hemmt, welche bei der letztern Zahl in Abrechnung zu bringen ist, so berechnet sich

C bei der blanken Büchse auf 49.

Wir sehen aus diesem Versuche den immensen Einfluss der veränderten Wärmestrahlung; er beträgt 51 % der Gesammtwärmeabgabe. Da das blanke Blech nun auch noch Wärme ausstrahlt, so müssen der Wärmestrahlung mehr als 51 % gegenüber der direkten Uebertragung an die Luft (Leitung) zukommen. Dies gilt jedoch nur für den Bewegungszustand der Luft in einem Zimmer bei geschlossenen Fenstern.

Vergleicht man die Haut von verschiedenen Menschen an denselben Stellen, z. B. an den Vorderarmen, Händen u. s. w. bei schräg auffallendem Lichte, so ergeben sich häufig in Bezug auf Glätte und Glanz sehr grosse Verschiedenheiten. Während die Haut mancher Menschen glatt glänzend, wie polirt aussieht, erscheint sie bei andern matt und glanzlos. Abgesehen von einigen pathologischen Zuständen, bei welchen der Glanz der Haut ganz besonders erhöht ist, z. B. bei ödematöser Haut, zeigen die grösste Verschiedenheit in dieser Beziehung Menschen, welche selten, und solche, welche sehr häufig bei der geringsten Anstrengung oder bei erhöhter Temperatur der Luft in Schweiss triefen.

Die gesunde Haut von Menschen, welche wenig trinken, sich viel im Freien bewegen und nicht zu warm gekleidet sind — ist glänzend, glatt, dünn und fein. Die Haut von Menschen dagegen, welche viel trinken, wenig Bewegung im Freien haben oder immer sehr warm gekleidet sind — ist gedunsen in ihrem Volumen verdickt, die Oberfläche ist sammtartig, matt und glanzlos. Diese Erscheinung beruht auf der serösen Durchfeuchtung des Coriums und der Epidermis. Die Zellen der Epidermis sind nicht vertrocknet und verhornt, sondern ähneln in ihrem Verhalten denen des Stratum Malpighii. Man kann dies auch experimentell nachweisen, wenn man eine Extremität längere Zeit in ein permanentes Wasserbad legt, gut abtrocknet und nach einiger Zeit die andere Extremität damit vergleicht. Ich hatte während der letzten Zeit bei Scharlachkranken Gelegenheit, die Verschiedenheit des Glanzes der Epidermis während der Abschuppungsperiode zu beobachten. Die Differenz im Glanze zwischen der alten und neu gebildeten Epidermis ist eine auffallende. Während die alte Epidermis eine mehr ebene Fläche bildet, lässt die junge die Erhabenheiten der Cutisleistchen und der einzelnen Papillen viel schärfer hervortreten. Ebenso ist es mit der Schwitzhaut.

Ich glaube, dass wir diese Beschaffenheit der Hautoberfläche in's Auge fassen dürfen, trotzdem dass bis jetzt, soweit mir bekannt ist, kein Gewicht darauf gelegt wurde. Sind die Differenzen auch bei Weitem nicht so gross wie bei der glatten Metalloberfläche und dem Flanell; so wäre es doch möglich, dass die glatte glänzende Hautoberfläche die Wärme weniger schnell ausstrahlt als die matte, glanzlose, durchfeuchtete. Einige Versuche über die Wärmestrahlung, welche weiter unten folgen, lassen mich jedoch in dieses theoretische Raisonnement Zweifel setzen. Im Volksmunde gilt eine glatte glänzende Haut als Zeichen der Gesundheit, wie wir ein mattes glanzloses Auge als Zeichen von Schwäche und geistiger Depression ansehen.

Anders scheint es mir mit der Wärmeleitung sich zu verhalten. Ich habe darüber einige Versuche gemacht, welche ich mittheilen will, trotzdem ich dieselben für bei Weitem nicht vollständig oder gar diese Frage entscheidend halte. Ich berechnete nämlich die Leitungsfähigkeit nach einer später hin zu erwähnenden Methode, indem ich die Haut auf meine Versuchscylinder aufspannte. Liess ich dann die Haut längere Zeit in Wasser quellen, wobei sie mehrere Drachmen Wasser in sich aufnimmt, so erhielt ich für die Leitungsfähigkeit immer geringere Werthe um 5—15 %. Die mit Wasser durchfeuchtete Haut wäre demnach ein schlechterer Wärmeleiter als die trockene Haut. Allein ich fürchte, dass diese Methode, die Wärmeleitungsfähigkeit eines nassen Körpers zu bestimmen, zu ungenau erscheint, da die Dampfbildung nicht abgehalten werden kann. Uebrigens steht die geringere Wärmeleitungsfähigkeit einer durchfeuchteten Haut unsern theoretischen Anschauungen durchaus nicht entgegen. Die Haut ist verdickt und das in den Zellen durch Endosmose eingedrungene Wasser würde dann, weil die Flüssigkeiten nur ein geringes Wärmeleitungsvermögen[1] haben, dasjenige der Haut noch verringern.

Stellen wir nach dem Vorhergehenden die verschiedenen Arten der Wärmeabgabe bei trockener und durchfeuchteter Haut zusammen, so ist bei der letzteren die Wärmeabgabe durch Dampfbildung und möglicherweise auch durch Strahlung eine vermehrte, die Wärmezuleitung aus den inneren Schichten des Körpers eine verminderte. Dies Verhalten wird ein rascheres Sinken der Temperatur der äussersten Hautschichten zur Folge haben, ohne dass damit nothwendigerweise ein vermehrter Wärmeverlust für den Körper verbunden ist. Denn es ist sehr leicht denkbar, dass das Minus der Wärmezuleitung das Plus der vermehrten Wärmeabgabe übersteigt.

Die Beobachtung stimmt nun vollständig damit überein. Menschen, die viel schwitzen, leiden in der Regel schon bei mittlerer Temperatur der Luft an kalten Händen und Füssen. Ein unbedeutender Temperaturwechsel, die geringste Zugluft genügt häufig, dass sich solche Menschen „erkälten", wenn sie nicht durch wollene Unterjacken etc. diese rasche Wärmeabgabe verhüten. Ich werde später Gelegenheit haben, den Einfluss aller dieser Momente auf die Körpertemperatur des Schwitzenden zu besprechen.

Die Haut aus der regio hypochondrica eines Mannes hatte auf dem Cylinder aufgespannt 12,6 Ctm. Höhe, 28 Ctm. Umfang = 352,8 □Ctm. Dabei vergingen 74,5 Minuten bis zur Abkühlung von $^1/_2$ Liter Wasser von 38° auf 30° C. bei einer mittleren Temperaturdifferenz von 14° C.

Nimmt man das Gewicht von Wasser, Blech und Haut zusammen auf 0,6 Kilogr., die spec. Wärme des Wassers etc. = 1, so ergibt dies auf 1 □ Ctm. und 1 Minute berechnet:

$$W = \frac{Q \,.\, s \,.\, T - t}{f \,.\, z} = \frac{0{,}6 \,.\, 1 \,.\, (38-30)}{74{,}5 \,.\, 352{,}8} = W = 0{,}000176 \text{ Calorien},$$

[1] Müller-Pouillet, pag. 764.

wobei f die Oberfläche = 352,8 □Ctm. und z die Zeit = 74,5. Die Wärmeabgabe Wc der Haut beträgt nach Helmholtz berechnet pro Tag[1]:

$$2700 : 100 = Wc : 77,5.$$
$$Wc = 2092 \text{ Calorien.}$$

Dabei ist ein Körpergewicht von 82 Kilogr. angenommen, welchem eine Hautoberfläche nach Valentin[2] von 1,65 □Meter entspricht. Berechnet man nach diesen Zahlen die Wärmemenge, welche die Haut in 1 Minute und durch 1 □Ctm. abzugeben hat, so ist:

$$Wc_1 = \frac{2092}{24 . 60 . 16500} = 0,00008822 \text{ Calorien.}$$

Die obige durch den Cylinder abgegebene Wärmemenge entspricht einer Temperaturdifferenz von 14° C.; berechnet man darnach die Temperaturdifferenz Td, welche dem lebenden Menschen bei einer täglichen Wärmeproduction von 2700 Calorien entsprechen würde, so ist

$$0,0001756 : 0,00008822 = 14 : Td.$$
$$Td = 7^\circ \text{ C.}$$

Nehmen wir dabei an, dass das Bindegewebe unter der Haut durchschnittlich 2° niedriger als das Innere unseres Körpers temperirt ist[3], so wäre nach dieser Berechnung die Wärmeabgabe der Haut mit der Helmholtz'schen Wärmeproduction in Gleichgewicht bei einer Temperatur der unsere Haut umgebenden Luftschichten von 28,5° C. Dies wäre allerdings eine ziemlich hohe Temperatur der Luft für den „paradiesischen“ Zustand, aber in Wirklichkeit sind die unsere Haut zunächst umgebenden Luftschichten in unseren Kleidern nicht viel weniger hoch temperirt. „Wir befinden uns in unseren Kleidern, wie wenn wir nackt in der windstillen freien Atmosphäre bei einer Temperatur von 24 bis 30° C. wären[4].“

[1] Helmholtz in dem Artikel Wärme: encyclopädisches Wörterbuch der mediz. Wissenschaften, 1846, 35. Bd.

[2] Valentin, l. c., pag. 265.

[3] Ludwig, Physiologie, II, pag. 461.

[4] Pettenkofer, diese Zeitschrift, 1865, Heft 2.

Da natürlich gar keine Rede ist, auf die obige Berechnung einen besondern Werth zu legen oder eine praktische Folgerung daran zu knüpfen, so ist es auch überflüssig, alle die Voraussetzungen, welche dieser Berechnung zu Grunde liegen, aufzuzählen. So leicht wird es eben nicht gehen, die Temperatur des „Paradieses" posthoc auf mathematischem Wege zu bestimmen, und es wäre auch schon insofern unnütz, weil diese reizenden Zeiten wohl für immer vorbei sind.

Das Bedürfniss einer Kleidung ist ein so allgemein gefühltes, dass es in Wirklichkeit nur wenige Völker gibt, welche vollkommen nackt einhergehen. Selbst der Wilde hüllt sich in die Häute und Pelze der Thiere, die er erlegt hat. In dem Maasse, als die Hülfsmittel der Völker wachsen, vervielfältigen sich die Mittel zur Bedeckung, indem die unzweckmässigen primitiven Substanzen durch zweckmässigere, dem Klima entsprechende Stoffe ersetzt werden. In der Auswahl dieser Stoffe hat dem Menschen einzig und allein die Erfahrung als Richtschnur gedient; an der Hand dieser sind die Mittel zur Bedeckung unserer Hautoberfläche ausserordentlich mannigfache geworden. Und diese dienen dann nicht allein zur Befriedigung des nächsten praktischen Bedürfnisses, sondern an dieselben knüpft sich unser ästhetisches Gefühl, so dass unsere Bekleidung in Material, Farbe und Schnitt die bunteste Mannigfaltigkeit bietet und nach Klima, Jahreszeiten, Völkern und Individuen einem steten örtlichen und zeitlichen Wechsel unterliegt.

Die Theorie, welche der Erfahrung immer nachhinkt, hat bis jetzt noch nicht nach allen Richtungen hin wissenschaftlich die Bedeutung der Kleidungsstoffe aufgehellt und festgestellt: wir haben noch keine vollständige, alle Seiten erschöpfende Bekleidungslehre. Insbesondere wissen wir noch wenig über die Art und Weise, wie unsere Kleider den Wärmeaustausch zwischen unserer Haut und den äussern Medien vermitteln, während dies doch gerade die wichtigste Function derselben ist. Pettenkofer[1] sagt darüber: „Wir wissen wohl von manchen Metallen oder Metalloxyden, wie sie die Wärme leiten, aber der Unterschied zwischen Zeugen aus Wolle, Seide, Leinwand, Baumwolle, Leder u. s. w. ist noch nicht ermittelt worden. Wissenschaftlich liegt kein Grund vor, wesshalb die Bestimmungen der

[1] Pettenkofer, l. c., pag. 184.

Wärmeleitungsfähigkeit von Wollentuch und Leinwand weniger Interesse darbieten sollten, als von Silber und Kupfer oder von Bleioxyd und kohlensaurem Kalk."

Die folgenden Angaben machen keinen Anspruch, dies Thema erschöpfend zu besprechen, dazu gehören mehr Zeit und feinere Hilfsmittel, als sie mir zu Gebote stehen, und es liegt auch ausser dem Bereich meiner sonstigen Untersuchungen. Die Resultate, welche ich nach einer Reihe von Versuchen mit dem oben beschriebenen kleinen Apparate erhielt, könnten indess dem einen oder andern meiner Leser von Interesse sein, und so mögen sie hier als Beiträge zu einer künftigen Bekleidungslehre ihre Aufnahme finden.

Es wäre überflüssig, die Function jedes einzelnen Kleidungsstoffes zu besprechen; selbstverständlich muss man sich bemühen, allgemeine Gesichtspunkte zu gewinnen. So habe ich denn als Repräsentanten unserer Kleidung nachfolgende Stoffe genommen, auf welche sich die angegebenen Werthe beziehen:

1) Feinste Bielefelder Leinwand;
2) für Baumwolle: feinsten Hemdenshirting;
3) für Wolle: feinen Unterjacken- oder Hemdenflanell;
4) gewöhnliches dünnes Seidenzeug;
5) für Leder: feines Waschleder (Schafleder).

Anfänglich suchte ich durch Trocknen der Stoffe in warmer Luft das hygroscopisch gebundene Wasser zu entfernen. Ich kam davon ab, weil die Differenzen, welche ich zwischen solchen getrockneten und nicht getrockneten Stoffen erhielt, zu gering waren. Dann verlieren die Stoffe auch wohl den grössern Theil dieses Wassers dadurch, dass sie bis 45° erwärmt werden und dass dann noch 10—20 Minuten vergehen, bis der obere Grad notirt wird. Andererseits haben wir es im practischen Leben nie mit Zeugen ohne hygroscopisch gebundenes Wasser zu thun.

Ueber das Vermögen der Kleidungstoffe, die Wärme auszustrahlen.

Umhüllte ich Eine der Blechbüchsen dicht mit Flanell und Shirting, so dass bei einem ersten Versuche der Flanell, bei einem zweiten der Shirting nach aussen gekehrt war, so konnte ich aus der Differenz der Wärmeabgabe in der Zeiteinheit die Wärmestrahlungsfähigkeit der einzelnen Stoffe berechnen. Es ist dabei angenommen, dass diese Stoffe, welche ich auf solche Art prüfte, durch Leitung (directe Uebertragung der Wärme an die Luft) gleiche Mengen Wärme verlieren. Unsere Vorstellungen über die Art und Weise der Wärmeübertragung von festen auf luftförmige Körper stehen dieser Annahme nicht entgegen.

Auf diese Art fand ich die Wärmestrahlung von Wolle (Flanell) = 100 angenommen:

Wolle	=	100
Waschleder	=	100,5
Seide	=	102,5
Baumwolle	=	101
Leinwand	=	102

Es geht aus diesen Versuchen hervor, dass alle die obengenannten Stoffe in ihrem Strahlungsvermögen nur unbedeutend differiren. Die gefundenen Differenzen sind so gering, dass sie zum Theil noch innerhalb der Beobachtungsfehler liegen.

Es ist also für die Wärmestrahlung gleichgültig, ob wir zur äussersten Hülle unserer Bekleidung Wolle oder Leder oder irgend einen andern Stoff nehmen. Selbst das Guttaperchatuch, wie wir es zu unsern Regenmänteln benützen, strahlt trotz seiner glatten glänzenden Oberfläche nicht weniger, sondern eher etwas (1—2 %) mehr Wärme aus. Angesichts dieser geringen Differenz trage ich Bedenken, die theoretische Behauptung aufrecht zu erhalten, dass eine glänzende glatte Hautoberfläche weniger Wärme ausstrahle, als eine matte glanzlose. — Für die Genauigkeit der Versuche ist es unbedingt nöthig, dass die Versuchsstoffe jedesmal gleichmässig straff angezogen werden. — Es ist nun möglich, dass die Differenzen in der Strahlung zwischen Wolle und den angegebenen Stoffen darauf beruhen, dass der Flanell durch die andern Stoffe leichter zusammengedrückt, in seinem Volum verkleinert wird, als umgekehrt.

Ueber die Wärmeleitungsfähigkeit der Kleider.

Umhüllt man das eine Mal die Blechbüchse dicht anliegend mit einer Lage und ein zweites Mal dieselbe Büchse ebenso dicht mit zwei Lagen Flanell, so kann man aus den Abkühlungsgeschwindigkeiten nach der zweiten Formel die Wärmeleitungsfähigkeit des Flanells berechnen, denn es ist ohne Weiteres klar, dass die Wärmebewegung beim zweiten Versuch nur um die Leitung durch die zweite Flanelllage gehemmt ist.

Verstrichen z. B. zur Abkühlung um 18,6° C. bei einer einfachen Umkleidung 119'30", bei einer doppelten Umkleidung 139'12", so ist bei gleicher Zimmertemperatur:

$$C = \frac{119'\ 30''}{139'\ 12''} = 85{,}8 \text{ oder}$$

in Procenten ausgedrückt: Flanell hindert die Wärmebewegung durch Leitung um 14,2 %.

Auf dieselbe Art lässt sich die Wärmeleitungsfähigkeit jedes einzelnen Stoffes prüfen; man vertauscht nur die untere Lage des Flanells mit Leinwand, Seide etc. etc. und hat dann die Wärmeleitungsfähigkeit des betreffenden Stoffes.

So fand und berechnete ich folgende kleine Tabelle, in deren vorderen Columne die Werthe sich auf die Constanten, in der hintern auf die Procente, um welche die Stoffe die Wärme durch Leitung hemmen, sich beziehen.

Dünnes Seidenzeug	= 97	3
Guttaperchatuch. . . .	= 96	4
Shirting	= 95	5
Leinwand.	= 95	5
Dickeres Seidenzeug	= 94	6
Dickere hausgemachte Leinwand	= 91	9
Waschleder	= 90—88	10—12
Flanell	= 86	14
Sommerbokskin.	= 88	12
Winterbokskin	= 84—74	16—26
Doppelstoff	= 75—69	25—31

Vorstehende Tabelle enthält Durchschnittswerthe, welche ich nach vielen Versuchen berechnete; ich glaube daher der Wahrheit ziemlich nahe gekommen zu sein. Selbstverständlich kommt es sehr auf Dichtigkeit und Feinheit der Zeuge und auf die Art der Umkleidung an. Je straffer man bei der Umhüllung die Versuchsstoffe anzieht, desto geringere Werthe erhält man für die Wärmeleitung. Wieviel das ausmachen kann, zeigt folgender Versuch. Die Wärmeleitungsfähigkeit einer losen Lage Watte berechnete sich auf $C = 52$. Sobald man aber die Watte fest zusammendrückt, in ihrem Volumen verkleinert, fällt die Constante auf 73.

Ueber die Absorption der dunklen Wärme durch unsere Kleider.

Was in obiger Tabelle zunächst auffällt, ist die geringe Procentzahl, um welche unsere Kleider durch Leitung die Wärmeabgabe hindern. Man spricht von unsern Kleidern, dass wir uns ihrer als schlechter Wärmeleiter bedienen, und doch wären 3—14 und selbst 30 % Hemmung in der Wärmeabgabe sehr wenig, man sollte erwarten, dass sie diess in viel höherem Grade thun würden. Berechnen wir z. B. nach diesen Zahlen, wieviel Procente Wärme ein vollständiger Winteranzug zurückhält, so würde die Summe der gefundenen Zahlen nicht mit der Grösse der Temperaturdifferenz, welche wir gar oft im Winter zu überstehen haben, nur einigermaassen in einem passenden Verhältniss stehen.

Und in der That hält unsere Kleidung noch auf eine andere Art warm; sie liegt nämlich nur an wenigen Punkten oder an kleinen Flächen dicht unserer Haut an, der weitaus grössere Theil berührt dieselbe nicht direct, sondern ist durch mehr oder weniger grosse Zwischenräume von der Haut getrennt. Solche Zwischenräume hemmen nun, wie aus nachfolgenden Versuchen hervorgeht, die Wärmebewegung ganz ausserordentlich. Umkleidet man nämlich das eine Mal die Cylinder mit zwei Lagen Flanell, welche eng der Oberfläche anliegen, und ändert dann die Umhüllung ein zweites Mal derart, dass die zweite Lage Flanell nur lose um die erste geschlungen ist, dass etwa eine Distance von $^1/_2$—1 Centimeter zwischen der ersten und zweiten Flanelllage ist, so wird die Abkühlungsgeschwindigkeit in hohem Grade geändert. Die Constante C und die Procentzahl mit und ohne Hemmung durch Leitung berechnet sich dann für den Zwischenraum:

	mit der Leitung durch die Stoffe		nach Abzug der Leitung	Die Permeabilität für atmosph. Luft nach Pettenkofer in gleichen Zeiten.
	Constante	in Procenten	in Procenten	
Leinwand . . .	63	37	32	6,03
Shirting . . .	62	38	33	—
Seide	62	38	32	4,14
Flanell . . .	57	43	29	10,41
Waschleder . .	58	42	30	5,14
Guttaperchatuch.	60	40	36	0

Also um 29—36 % wird die Wärmeabgabe durch einen solchen Zwischenraum gehindert, beinahe um ebensoviel oder noch mehr als ein dicker Winterbokskin oder Doppelstoff durch Leitung hemmt. Fragen wir nun, welcher Art von Wärmebewegung diese Hemmung zukommt, so müssen wir sie einzig und allein der strahlenden Wärme zuschreiben. „Mit der Wärme, welche von der nackten Körperoberfläche nicht weiter benützt ausstrahlt, und welche bei der Anwendung der Bekleidung an der Ausstrahlung gehindert (nicht absorbirt) wird, heizen wir die beständig durch die Maschen und Poren der Zeuge wechselnde Luft[1].“ Und in der That, nach unsern theoretischen Anschauungen muss die directe Uebertragung der Wärme an die Luft durch eine grössere Distanz der Umhüllung bedeutender werden, als wenn die Stoffe dicht anliegen. Die Oberfläche wird eine grössere und der Zwischenraum, welcher zwischen der ersten und zweiten Umhüllung ist, wird sich wie ein Schornstein verhalten, der den Luftwechsel von unten nach oben befördert. Ein Vergleich der dritten und vierten Reihe zeigt uns auch, dass die Permeabilität der Stoffe im umgekehrten Verhältniss zu der Wärmehemmung der Zwischenräume steht. Wir sehen aus diesen Versuchen wieder die Bedeutung der strahlenden Wärme, wir sehen aber auch, wie sehr wir die Verausgabung derselben durch unsere Kleider hindern. Bei einem vollständigen Winteranzug hängen wir immer einen Stoff über den andern, mit jeder weitern Lage schaffen wir neue Zwischenräume, welche die Wärmeausstrahlung hindern und sie gewiss schliesslich auf sehr geringe Werthe reduciren.

[1] Pettenkofer, l. c., pag. 192.

Die geringe specifische Wärme der Atmosphäre lässt uns das mehr oder weniger Luft, das durch unsere Kleider geht, nicht so sehr empfinden, unsere Kleidung kann „luftig und doch warm" sein. Erst wenn die atmosphärische Luft sehr kalt oder sehr bewegt ist, suchen wir auch den Zutritt der Luft von unserer Haut fern zu halten. Dann aber hemmen wir den Zutritt durch Stoffe, welche geringe Leitungsfähigkeit mit Undurchdringlichkeit für Luft verbinden, z. B. Pelzwerk. Empfindlichen, zur „Erkältung" geneigten Individuen empfehlen wir den Aufenthalt in geschlossenen Räumen.

Es erklärt sich aus diesem Verhalten mit Leichtigkeit die Thatsache, dass wir an allen denjenigen Theilen unseres Körpers, wo die Kleider eng anliegen, auch leicht frieren, z. B. an der Vorderfläche der Oberschenkel beim Sitzen; dass eng anliegende Kleider, Stiefel, Handschuhe, nicht so warm halten, als weite Kleidungsstoffe. Darauf mag es auch beruhen, dass Glacéhandschuhe nicht so warm geben, als waschlederne; letztere weiten sich sehr bald aus, während erstere dies nicht thun. Enge Handschuhe halten aber schon desshalb nicht warm, weil sie die Blutzufuhr zur Haut, ihre Turgescenz mechanisch hindern. Es hat gewiss schon Jedermann die Erfahrung gemacht, dass in engen Handschuhen die Hände leichter erkalten, als wenn sie ganz unbekleidet sind.

Unsere Kleidungsstoffe verdanken ihrer Leichtigkeit und einer gewissen Elasticität die Eigenschaft, sich nicht so direct an die Haut anzulegen, sich mit wenigen Stützpunkten zu begnügen. In trockenem Zustande differiren Leinwand, Baumwolle, Seide und Wolle viel weniger in dieser Eigenschaft, als im feuchten Zustande. Leinwand saugt sich viel schneller voll Wasser als Baumwolle und besonders Wolle. Die nasse schwere Leinwand schmiegt sich ganz genau der Körperoberfläche an, während Wollzeuge, auch wenn sie mit Wasser getränkt sind, immer noch einen gewissen Grad von Elasticität behalten und unsern Körper nicht ganz der wohlthätigen Luftzwischenräume berauben. Schliesslich gibt dann noch die Leinwand ihr hygroscopisch gebundenes Wasser recht schnell ab: „Um was eine Fläche Leinwand leichter benetzt, als eine gleich grosse Fläche Wolle, um das trocknet sie auch leichter[1]."

[1] Pettenkofer, l. c., pag. 188.

So wirkt denn Alles zusammen, um Leinwand als wenig geeignet zur Bekleidung für Leute zu machen, die leicht schwitzen oder bei Wind und Wetter arbeiten müssen, was man übrigens in der Praxis schon längst wusste.

Interessant wäre es, das Leder auf dieses Verhalten zu prüfen, da dasselbe in frühern Jahrhunderten eine grössere Anwendung als Bekleidungsstoff hatte, als heutzutage.

Einfluss unserer Bekleidung auf die Absorption der leuchtenden Wärme.

Melloni hat gezeigt, dass die Wärmeausstrahlung der Kleider, welche den menschlichen Körper bedecken, unabhängig von ihrer Farbe ist; ebenso wie die Farbe eines thierischen Pelzes auf die Ausstrahlung keinen Einfluss haben kann.

Tyndall, dessen schon citirtem Werke pag. 365 ich diess entnehme, fügt bei, dass bei Anwendung einer entscheidenderen und genaueren Methode, als der von Melloni angewendeten, seine Schlüsse wohl eine Abänderung erfahren werden. Anders verhält es sich mit der Absorption der Wärme. Die Farbe hat nach Melloni keinen Einfluss auf die Absorption der dunkeln Wärme, sie hat aber grossen Einfluss auf die Absorption der leuchtenden Wärme, z. B. der Sonnenwärme. Während Tyndall die Resultate überall ganz genau in Zahlen gibt, fügt er diesen Angaben weiter Nichts bei, und so habe ich denn, obwohl mir die Melloni'schen Untersuchungen nicht zu Gebote stehen, und ich desshalb nicht weiss, ob Melloni nähere Zahlen darüber gegeben hat, Versuche über die Wärmeabsorption unserer Kleidung angestellt.

Bei diesen Versuchen wurde in analoger Weise wie früher verfahren. Nur kann man die Zeit in die Berechnung nicht einführen, da die Temperatur der Sonnenstrahlen, selbst an ganz wolkenlosen Tagen, ständig schwankt. Man muss unbedingt zwei Cylinder mit genau auf einander stimmenden Thermometern und sehr exacter Eintheilung haben.

Die Cylinder wurden vorher in einem Kaltwasserbad auf gleiche Grade abgekühlt, das Wasser in denselben immer sorgfältig umgerüttelt; dann wurden sie abgetrocknet, mit den zu prüfenden Stoffen bekleidet und in gleicher Neigung den Sonnenstrahlen ausgesetzt.

Die Temperatur der Sonnenstrahlen wird mit einem Kienrussthermometer gemessen.

Durch einen Versuch suchte ich mich zu vergewissern, ob die Wärmeabsorption proportional der Temperaturdifferenz vor sich geht, wie wir dies schon vorweg theoretisch annehmen könnten.

Setzte ich die Cylinder, deren Inhalt verschiedene Temperaturen zeigte, bei ganz gleicher Umhüllung dem directen Sonnenlichte aus, so betrug die Wärmeabsorption bei einer durchschnittlichen Sonnenwärme von 47,5° C. in gleicher Zeit :

	Cyl. I.		Cyl. II.
	21,1° C.		28,9° C.
	24,6° C.		31,3° C.
Zunahme =	3,5° C.	Zunahme =	2,4° C.

Berechnet man die Wärmeabsorption nach der Formel :

$$\frac{C_1}{C_2} = \frac{T_1 - t_1}{T_2 - t_2} \cdot \frac{(2s - T_2 t_2)}{(2s - T_1 t_1)}$$

worin s = die Sonnenwärme zu 47,5° und T_1 T_2 t_1 und t_2 die betreffenden Temperaturen der Cylinder wie in den obigen Formeln, so verhalten sich die beiden Constanten wie 118 : 122.

Dies ist ein genügend übereinstimmendes Resultat, so dass also nach diesem Versuche die Wärmeabsorption proportional der Temperaturdifferenz ist.

Durch eine weitere Anzahl von Versuchen suchte ich die Absorptionscoefficienten für Stoffe von verschiedener Qualität, aber gleicher (weisser) Farbe festzustellen. Nach Abzug der verschiedenen Leitungsfähigkeit der betreffenden Stoffe berechnen sich folgende Constanten :

Für Baumwolle. . .	C = 100
» Leinen . . .	C = 98
» Flanell . . .	C = 102
» Seidenzeug. . .	C = 108
» Blech blank . .	C = 126.

Interessant ist, dass das blanke Blech, welches im Verhältniss zu den Kleiderstoffen die Wärme so schlecht ausstrahlt, die Sonnenstrahlen so gut absorbirt; dagegen besteht nur wenig Differenz in dem Absorptionsvermögen der Baumwolle, Wolle und Leinen, welche theilweise noch innerhalb der Beobachtungsfehler fällt. Nur Seide scheint die Sonnenwärme etwas besser zu absorbiren.

Es wäre übrigens möglich, dass die verschiedenen Farbematerialien in Weiss, welche bei den eben bezeichneten Stoffen nicht die gleichen, sondern verschieden waren, einen Unterschied in der Wärmeabsorption bedingten. Ich hätte mir nämlich Baumwolle, Wolle etc. vorher in ein und derselben Farbe müssen färben lassen — dies scheint mir zur exacten Entscheidung dieser Frage unbedingt nothwendig zu sein — wie ich dies zu den folgenden Versuchen über den Einfluss der Farbe auf die Wärmeabsorption that, zu welchen ich, um den Nebeneinfluss der veränderten Beschaffenheit und Leitungsfähigkeit des Gewebes auszuschliessen, Streifen von Hemdenshirting benützte, welche vorher in den einfachen Farben gefärbt worden. Mit diesen verschieden gefärbten Stoffen überzog ich meine Cylinder, den einen immer mit weissem, den andern mit gefärbtem Shirting, setzte sie dem directen Sonnenlichte aus, und berechnete auf gleiche Weise wie oben.

Constante für die verschiedenen Farben:

weiss	$C = 100$
blassschwefelgelb. . .	$C = 102$
dunkelgelb. . . .	$C = 140$
hellgrün	$C = 155$
dunkelgrün	$C = 168$
türkischroth	$C = 165$
hellblau	$C = 198$ (!?)
schwarz. . . .	$C = 208.$

Der ungemeine Einfluss der Farbe auf die Absorption der leuchtenden Wärme (der Sonne) ist einem Jeden aus der Erfahrung bekannt; die berechneten Constanten zeigen denn auch ganz enorme Differenzen in ihren Werthen.

Ich hoffe nicht zu ermüden, wenn ich für Denjenigen, der diese Versuche nachzumachen Lust hat, erwähne, dass die abgelesenen Werthe nur die Temperatur der obern Wasserschichten der Cylinder anzeigen, nicht diejenige des ganzen Inhaltes, da natürlich die wärmeren Wasserschichten nach oben strömen. Sobald man die Cylinder umrüttelt, fällt das Thermometer oft um einen vollen Grad und mehr. Je nachdem man nun die Werthe vor oder nach dem Umrütteln in Rechnung bringt, erhält man die Constanten verschieden gross. Ebenso habe ich mich überzeugt, dass die relative Bewegungsgeschwindigkeit und die Temperatur der Luft von Einfluss bei diesen Versuchen sind. Ist die Atmosphäre bewegt, höher oder niedriger temperirt, als das Wasser in den Büchsen, so wird natürlich ein entsprechender Wärmegewinn oder Verlust von Seiten der Cylinder eintreten, welcher, sobald sich Differenzen in der Wärmeabsorption zeigen, auch verschieden hoch ausfällt. Alle diese Fehlerquellen habe ich bei Berechnung meiner Constanten vernachlässigt.

Die meisten der obigen Versuche habe ich Herbst 1868 während der letzten heissen Tage dieses Jahres gemacht, und nur einige wenige im Sommer 1869. Durch anderweitige Abhaltungen war es mir nicht vergönnt, die nöthige grössere Anzahl von Controlversuchen zu machen, um Durchschnittswerthe zu erhalten. Dies erscheint mir aber schon desswegen um so nothwendiger, weil man erst im Laufe des Experimentirens sich die nöthige Fertigkeit und Umsicht erwirbt, Fehler, welche eben immer bei derart Versuchen unterlaufen, zu vermeiden und zu rectificiren.

Ich möchte noch das Ergebniss eines kleinen Versuches hier anführen, nach welchem der Einfluss der Farbe für andere Licht- und Wärmequellen auf die Absorption gleich Null ist. Das Absorptionsvermögen der leuchtenden Wärme des Gaslichtes ist nämlich für weissen und schwarzen Shirting ganz gleich. In gleicher Distance von einem Gaslichte absorbirten in gleichen Zeiten:

Cyl. I weiss		Cyl. II schwarz	
	14,15		14,2
	18,20		18,2

Die kleine Differenz liegt in den Grenzen der Beobachtungsfehler.

Ueber das Verhältniss von Wärmestrahlung, Wärmeleitung und Dampfbildung.

In Vorstehendem wurde gezeigt, in wie hohem Grade wir die Wärmeabgabe durch Strahlung vermittelst unserer Kleidung hemmen. Sobald unsere Kleidung aus zwei bis drei auch noch so dünnen Stoffen besteht oder im Bette ist die Wärmeabgabe durch Strahlung gewiss auf ein sehr geringes Maass reducirt. In minderm Grade ist dies der Fall bei der Wärmeabgabe durch Leitung, durch Erwärmung der unsere Haut zunächst berührenden Luftschichten. Ich beziehe mich wiederum auf die Pettenkofer'schen Versuche, welche zeigten, wie ausserordentlich durchgängig die meisten und die gebräuchlichen unserer Kleidungsstoffe für die atmosphärische Luft sind.

Wesentlich anders aber gestaltet sich die Wärmeabgabe durch Dampfbildung. Wenn wir bedenken, wie zahlreich die Schweissdrüsen des Menschen sind, dass die grosse Mehrzahl der Menschen factisch mehr trinkt als nöthig ist, dass wir durch Hemmung der Wärmestrahlung und Leitung vermittelst unserer Kleidung und durch Aufenthalt in geschlossenen Räumen den Congestionszustand der Haut in hohem Grade erhöhen, dass unsere Kleidung mehr oder weniger leicht den Schweiss aufsaugt und bei der leichten Durchgängigkeit derselben für die Luft einerseits eine grössere Verdunstungsoberfläche, andererseits bei niederer Temperatur der Luft in der Nähe der Haut günstigere Bedingungen zur Dampfbildung bietet, — so resultirt aus alledem die Möglichkeit einer verstärkten Wärmeabgabe durch Dampfbildung, und in der That hat sich die Ansicht, dass die Verdunstung des Schweisses und der im Gewebe der Haut befindlichen Flüssigkeiten der wichtigste Regulator ist, durch welchen eine zu starke Erhitzung des Körpers verhütet wird, überall Geltung verschafft.

Von jeher hat man der Perspiratio insensibilis grosse Aufmerksamkeit geschenkt und mit Recht. Weyrich[1] sagt von ihr: „Die

[1] Die unmerkliche Wasserausdünstung der menschlichen Haut von Dr V. Weyrich, 1862, pag. 210.

Perspiratio insensibilis hat die Bedeutung einer physiologischen Function höhern Rangs," und in These I: „Die unmerkliche Wasserverdunstung der Haut ist insofern eine blos physikalische Function des Thierkörpers, als für dieselbe kein eigenthümlicher secretorischer Apparat existirt. Es handelt sich bei ihr vielmehr um einen einfachen Verdunstungsvorgang, der nicht einmal an den Lebensprocess gebunden ist, da auch der Leichnam noch sehr energisch durch die Haut dunstförmiges Wasser ausscheidet."

Angenommen, es wäre dem so, und es liegt keine Thatsache vor, die uns berechtigte, daran zu zweifeln, so müssen wir Allem, was die Hautausdünstung hemmt oder fördert, eine grosse Bedeutung zuschreiben.

Den ungemeinen Einfluss einer zu leichten oder zu warmen Bekleidung, einer mit Schweiss getränkten Hautoberfläche, der Temperatur, der Bewegungsgeschwindigkeit und des Dampfgehaltes der Atmosphäre, die schädlichen Einflüsse von feuchten mit Wasserdampf erfüllten Wohnungen auf Entstehung und Verlauf vieler Krankheitsprocesse, haben wir tagtäglich Gelegenheit in der Praxis zu beobachten. Dass aber alles dies von immensem Einfluss auf den Wärme-Haushalt unseres Körpers ist, liegt auf flacher Hand.

Die Geschichte der Medicin zeigt, dass im Lauf der Jahrhunderte eine Anzahl von Krankheiten, besonders solche mit Localisation auf der äussern Haut, verschwunden sind, dass andere an Intensität abgenommen haben (z. B. englischer Schweiss, Pest, Aussatz, Blattern); dass dafür neue Krankheiten aufgetreten sind oder in ihrer Häufigkeit zunehmen (Cholera, Diphtherie). Aber die Geschichte zeigt uns auch, dass im Lauf der Jahrhunderte die Art der Bekleidung und der Ernährung eine andere geworden, wir haben darin „abgeändert"; Wolle und besonders Baumwolle haben das Leder fast verdrängt, und gegenüber der Leinwand gewinnt die Baumwolle tagtäglich mehr Terrain; unsere Bekleidung ist eine wesentlich bessere geworden. Zu gleicher Zeit mit dem Aufschwung der mechanischen Webereien, welche dies bewirkten, hat sich auch die Eisenindustrie und der Kohlenbergbau mächtig entwickelt. Während in frühern Jahrhunderten schon das Feueranmachen mit vielen Umständen verknüpft und das Kochen in den alten Rauchfängen mit verhältnissmässig grösserm Aufwand von Zeit und Geld verknüpft war, ist jetzt das Kochen, die Herstellung von warmen Flüssigkeiten etc. ungemein erleichtert. Mussten damit nicht auch Aenderungen in der allgemeinen und localen Wärmeökonomie unseres Körpers verbunden sein?

Die geographische Pathologie lehrt uns, dass die Entstehung und das mehr oder weniger häufige Auftreten einer Reihe von Krankheiten an Temperatur und Luftfeuchtigkeit gewisser Climate gebunden ist, dass die Entwicklung dieser Krankheiten theilweise durch Temperatur und Feuchtigkeit einzelner Jahrgänge beeinflusst wird — dass die Durchtränkung des Bodens mit Feuchtigkeit (bei schnellem Fallen des Grundwassers in porösem Boden, also bei günstigen Bedingungen zur Dampfbildung seitens des Erdreichs) von grosser Wichtigkeit auf die Genese einiger sogenannter zymotischer Krankheiten (Typhus, Cholera) ist; dass die Elevation des Bodens über eine gewisse Höhe (verminderte Dichtigkeit der Luft und günstige Bedingungen zur Dampfbildung seitens unserer Haut) eine grosse Zahl der obengenannten Krankheiten weniger häufig zeigt oder ganz ausschliesst, z. B. Tuberculose. Wäre es nicht möglich, dass die veränderte Wärmeabgabe der Haut in ihrer cumulativen Einwirkung auf unsern Organismus ein Zwischenglied zwischen diesen Einflüssen und der Genese dieser Krankheiten wäre? Wir dürfen uns nicht daran stossen, dass die erwähnten Krankheiten in Localisation und ihrer äussern Erscheinung so verschiedenartig in unsere Sinne fallen, denn im Grunde sind es immer dieselben Processe — Entzündungskrankheiten verschiedener Gewebstheile unseres Körpers, und sie haben alle ein Symptom, ja das wichtigste von allen gemein: „Erhöhung der Körpertemperatur,“ ganz abgesehen von andern Berührungspunkten.

Doch ich werde noch Gelegenheit haben, wenigstens theilweise, diese Punkte eingehender zu besprechen; zum Schlusse dieses Aufsatzes möchte ich noch ein wichtiges Capitel der Wärmeökonomie berühren, nämlich den bekannten Versuch von Becquerel und Breschet über Unterdrückung der Hautausdünstung, der durch seine unrichtige Deutung das Verständniss der Temperaturverhältnisse nur verwirren kann.

Ueber die Erniedrigung der Körpertemperatur bei Unterdrückung der Hautausdünstung.

Auf das beträchtliche Sinken der Eigenwärme bei Thieren, deren Körperoberfläche mit einer undurchdringlichen Decke überzogen wird, ist zuerst von Breschet und Becquerel[1] aufmerksam gemacht worden. Sie theilten mit, dass Kaninchen, deren rasirte Haut sie mit einem Ueberzug von Leim, Talg und Harz bedeckten, in 1 oder 1 ½ Stunden 14—18° C. von ihrer Eigenwärme verloren und bald darauf starben. Diese Beobachter machen bereits darauf aufmerksam, dass das von ihnen Wahrgenommene in einem Widerspruch mit den Functionen der Haut zu stehen scheine. Die Beobachtung selbst aber wurde von mehreren Experimentatoren, neuerdings von Gerlach[2], Valentin[3] und Edenhuizen[4] vollkommen bestätigt.

Wunderlich[5] fügt dieser Darstellung bei: „Diese sonderbaren Thatsachen dürften sich kaum anders deuten lassen, als durch die Annahme, dass bei der Unterdrückung der Hautausdünstung ein dem Körper schädlicher, namentlich auf das Respirationscentrum toxisch wirkender und durch Verminderung des Athmens auch die Wärmeproduction herabsetzender Secretionsstoff im Blute zurückgehalten werde."

Keiner der genannten Beobachter prüfte, ob nicht durch das Rasiren der Haare und Anstreichen der Haut mit Leinölfirniss, Mucilago Gummi arabici etc. die Wärmeabgabe eine andere grössere, als bei den Thieren mit intactem Pelze sei. Ein einfacher Versuch mit meinen Cylindern hat dies Verhalten mehr als wahrscheinlich gemacht.

Ueberzieht man nämlich die eine der Blechbüchsen mit dem intac-

[1] Breschet u. Becquerel, Annales des sciences nat., 1834, III, 260.
[2] Gerlach, Müllers Archiv, pag. 467, 1851.
[3] Valentin, Archiv für physiol. Heilk., 1858, pag. 433.
[4] Edenhuizen, Zeitschr. für rat. Med., 1863, pag. 35.
[5] Wunderlich, das Verhalten der Eigenwärme in Krankheiten. Leipzig 1868.

ten Pelz und berechnet dann Constante für denselben Pelz nur auf die angegebene Art präparirt, so ist

1) Wärmeabgabe eines intacten Pelzes . . . . . C = 100
2) desselben Pelzes geschoren . . . . C = 190
3) desselben Pelzes geschoren, mit Leinölfirniss bestrichen . . . . C = 258
4) mit Mucil. Gummi arabici . . . . C = 296

Angesichts dieser so colossal vermehrten Wärmeabgabe durch Leitung, Strahlung und theilweise Dampfbildung (bei Muc. Gummi arab.) erscheint es unmöglich, die Temperaturerniedrigung, welche dem Anstrich mit den obenerwähnten Substanzen folgt, noch auf Rechnung der „Unterdrückung der Hautausdünstung“ zu setzen. Es ist durch diese Versuche im höchsten Grade wahrscheinlich, dass die Temperaturerniedrigung, wenigstens von Beginn des Versuchs an, einzig und allein von dieser so sehr vermehrten Wärmeabgabe herrührt.

Hält man dies fest, so erklärt sich eine Reihe von Erscheinungen, welche bei diesen Versuchen experimentell bereits festgestellt wurden, und beziehe ich mich speciell in Folgendem auf die Edenhuizen'sche eben erwähnte Abhandlung.

1) Valentin wies schon nach, dass das Fallen der Eigenwärme in einem gewissen Verhältniss zur Temperatur der umgebenden Luft steht; dass die Eigenwärme um so rascher sinkt, je niedriger die äussere Temperatur, und dass die Eigenwärme wieder steigt, die Thiere sich wieder erholen, sobald sie in einen warmen Raum von 20—40° C. gebracht werden. Indessen konnte bei Valentin's Versuchen eine so hohe Temperatur den Todeseintritt nur verzögern, nicht verhindern. Ich füge diesen Versuchen Valentin's bei, dass es mir gelang, ein Kaninchen, dessen Körperoberfläche, bis auf Ohren und Kopf, vollständig mit Leinölfirniss überzogen war, in einem heizbaren Käfige, dessen Temperatur gleichmässig auf 26—28° R. gebracht war, fünf Tage am Leben zu erhalten. Das Kaninchen war ziemlich munter in demselben, frass und zeigte kein abnormes Verhalten der Respirationsfrequenz, während die Mastdarmtemperatur nicht allein die Eigenwärme des Kaninchens 39,5°—40° C.

erreichte, sondern sehr häufig, wenn nämlich der Käfig überheizt war, überstieg. Es erklärt sich ferner:

2) Dass Kaninchen stärker und rascher durch Ueberziehen ihrer geschorenen Hautoberfläche afficirt werden als der behaarten[1]. Die behaarte Hautoberfläche, auch wenn sie angestrichen ist, verleiht immer noch Schutz und mindert die Wärmeabgabe.

3) Dass sie früher nach Ueberziehen mit Muc. Gummi arab. als mit Leinölfirniss zu Grunde gehen. Zu der vermehrten Wärmeleitung und Strahlung kommt noch der Wärmeverlust durch Dampfbildung, welche das Muc. Gummi arabici mit sich führt.

4) Dass die Zeit, während welcher nach dem Ueberziehen das Leben noch fortbesteht, im Ganzen mit der Grösse des Thieres wächst[2]. Am schnellsten erlag die Maus, dann das Kaninchen, Wiesel und endlich die Schafe. Es ist wohl kaum nöthig, zu erwähnen, dass dies von dem Verhältniss der Oberfläche zum Volumen abhängt.

5) Es erklärt sich ferner, warum bei blos partiellem Ueberziehen der Haut in dem Maasse, als der Ueberzug kleinere Dimensionen annimmt, die Einwirkung auf die Eigenwärme ausbleibt. „Je grösser die freigelassene Oberfläche, desto weniger beträchtlich ist das anfängliche, desto langsamer erfolgt das spätere Sinken der Temperatur, der Respiration und der Pulsfrequenz, desto später erfolgt der Tod[3]."

6) „Wenn der Ueberzug nur über $^1/_8$ bis $^1/_6$ unserer Körperoberfläche sich erstreckt, tritt die Steigerung der Respirationsfrequenz in den Vordergrund, während die Temperatur und Pulsfrequenz eine sich mehr gleich bleibende Erhöhung erfahren[4]." An einer spätern Stelle bemerkt Edenhuizen, dass die Erhöhung der Eigenwärme, der Respiration und Pulzfrequenz offenbar auf einen durch partielle Ueberzüge bis zu einer gewissen Ausdehnung hervorgerufenen febrilen Zustand deuten. Ich halte diese Temperatursteigerung für ganz dieselbe, wie sie im Anfange bei Einwirkung niederer Temperaturen auf unsere Haut innerhalb gewisser Grenzen sich bemerkbar macht, welche Liebermeister[5] zuerst nachgewiesen hat, und welche nach

[1] Edenhuizen, l. c., p. 82.
[2] Edenhuizen, l. c., p. 81.
[3] Edenhuizen, l. c., p. 85.
[4] Edenhuizen, l. c., p. 86.
[5] Liebermeister, Archiv für Anat. u. Physiologie, 1860-61.

dessen Berechnungen auf vermehrter Wärmeproduction beruht. Dieselbe Steigerung hat später Weisflog[1] für kalte Sitzbäder nachgewiesen.

7) Wenn Edenhuizen sagt, dass die Abnahme der Körpertemperatur in Folge theilweiser oder gänzlicher Entfernung der Haare in keinem der untersuchten Fälle eine messbare war, so muss ich dem entgegentreten: Ein starkes männliches Kaninchen zeigte folgende Schwankungen seiner Eigenwärme bei einer Zimmertemperatur von 18°—20° C.:

Vor dem Scheeren (vom 2. bis 4. August):

Mastdarmtemperatur	39,6°—40° C.
2 Stunden nach dem Scheeren.	38,8
5. Aug. Morgens	38,7
» Abends	38,9
6. Aug. Morgens	38,9
» Abends	38,6
7. Aug. Morgens	58,5 u. s. w.

Das Thier starb unter heftigem Schreien und Convulsionen am 12. August. Während der letzten Tage wurde die Eigenwärme nicht gemessen. Die Section zeigte die Venen und Capillargefässe der Haut stark gefüllt, Infiltration des Unterhautzellgewebes, seröses Exsudat in der Pleura u. s. w., kurz dieselben Ergebnisse, wie bei dem Breschet-Becquerel'schen Versuch.

Ich glaube damit hinlänglich viele Beweise gebracht zu haben, dass diese Experimente nicht auf „Hinderung der Hautperspiration" zu deuten sind, und dass auf diese Art die Unterdrückung der Hautausdünstung überhaupt gar nicht untersucht werden kann. Selbstverständlich fallen damit alle Hypothesen, welche sowohl von Seiten der Experimentatoren, als auch von Anderen an diese Versuche geknüpft wurden, zusammen.

Ich habe nun einen anderen sehr einfachen Versuch vorgenommen, bei welchem die Wärmeabgabe durch Leitung und Strahlung ebenfalls enorm vermehrt, die Hautausdünstung dagegen nicht gehindert ist.

[1] Weisflog, deutsches Archiv für klinische Medicin, II. Bd., 6. Heft.

Scheert man den Pelz eines Kaninchens, macht ihn tüchtig nass und schlägt dann das Thier in ein nasses leinenes Tuch ein, so treten der Reihe nach ganz dieselben Erscheinungen auf, wie bei einem mit Leinölfirniss überstrichenen Thiere.

6. August vor dem Scheeren :			Zimmertemp.	19°
		Inspirat 100	Mastdarmtemp.	39,8°
11h.	nach dem Einschlagen	100	»	39,8°
12h.	»	90	»	39°
12h. 15'	»	60	»	38°
12h. 30'	»	—	»	34,5°
12h. 45'	»	—	»	32,6°
1h.	»	—	»	31,4°
1h. 30'	»	54	»	29,6°
2h. 5'	»	—	»	29°
3h. 15'	»	50	»	27,1°
4h. 15'	»	—	»	24,5°

In einem heizbaren Käfige erholte sich das Thier bei einer Temperatur von circa 30° R. sehr rasch wieder, indem es von der Temperaturherabsetzung nur eine Lähmung der Muskulatur des einen Ohrs davon trug, welches von nun an schlaff herunterhing, und den Anblick des Thieres zu einem höchst komischen machte.

Man sieht sofort aus dieser Tabelle, dass die Symptome ganz dieselben sind, wie bei dem Ueberstreichen mit Leinölfirniss. Der ganze Symptomencomplex kommt also nicht der Unterdrückung der Hautrespiration zu, sondern ist dem enormen Wärmeverlust zuzuschreiben: mit Einem Worte, die Symptome des Breschet-Becquerel'schen Versuches sind diejenigen des Erfrierens[1], die Sectionsresultate dieselben, wie bei dem Tode durch Erfrieren.

Die eben erwähnten Versuche wurden im Juli und August 1868 gemacht, unabhängig von denen von Laschkewitsch[2], welcher die grössere Wärmeabgabe der gefirnissten Thiere durch directe Messung in einem calorimetrischen Apparate nachwies. Derselbe hat

[1] Valentin, Physiologie, 1855, pag. 474.
[2] Laschkewitsch, Archiv für Anatomie und Physiologie, 1868, pag. 61.

also natürlich die Priorität, und sollen obige Zeilen nur als Bestätigung und weiterer Beleg für die Unrichtigkeit der frühern Deutung des angegebenen Versuches dienen. Dagegen kann ich mich mit dessen Auffassung über die Art der Abkühlung nicht ganz einverstanden erklären. Er sagt nämlich: „Welche Bedingungen begünstigen diese Abkühlung? Bedingungen dazu sind in der Erweiterung, Hyperämie der Blutgefässe der Haut und des Unterhautzellgewebes gegeben. Sie ist also ein Phänomen demjenigen durchaus analog, welches nach der Durchschneidung der beiden Sympathici zum Vorschein kommt, wobei die Temperatur des Kopfes, der Ohren und des Halses sich erhöht, während die gesammte Temperatur des Blutes beträchtlich sinkt. Die Firnissung der ganzen Hauptoberfläche wirkt wie die Lähmung der gesammten Gefässnerven. Die Erscheinungen sind also dieselben, welche man bei Rückenmarksdurchschneidung beobachtet, wie sie noch neuerdings von Tschechechin im hiesigen Laboratorium studirt und beschrieben worden sind."

Nach den oben gegebenen Resultaten meiner Versuche ist es wohl kaum nöthig, hinzuzufügen, dass sich die vermehrte Wärmeabgabe viel ungezwungener aus dem physikalischen Verhalten des mechanisch in seiner Function gehemmten Thierpelzes erklärt, und dass die Erweiterung und Hyperämie der Blutgefässe der Haut und des Unterhautzellgewebes, Folgezustände dieses Wärmeverlustes und des dadurch hervorgebrachten thermischen Reizes auf die Hautnerven sind. Allerdings muss dann dieser vermehrte Congestionszustand des Unterhautzellgewebes, aber erst in zweiter Linie, den Wärmeverlust durch Steigerung der Spannungsdifferenz zwischen den oberflächlichen und innern Hautschichten zu einem noch grössern machen.

Aber selbst damit scheint mir das so überraschend schnelle Sinken der Temperatur nicht vollständig erklärt zu sein. Im Laufe des interessanten Versuches nimmt nämlich die Respirationsfrequenz (und damit auch, da die Athemzüge ganz flach sind, wahrscheinlich die Ausscheidung der Kohlensäure) immer mehr ab, es tritt fast vollständige Muskelstarre (bis zur beginnenden Todtenstarre) ein. Die Extremitätenmuskeln eines Kaninchens, welches bis auf 30° und mehr abgekühlt ist, fühlen sich an, wie die Muskeln eines Tetanischen; das Kaninchen ist unfähig, active Bewegungen auszuführen, und erhält diese Fähigkeit erst wieder, nachdem es erwärmt ist.

Alles Dies weist auch noch auf eine allmälige Verminderung der Wärmeproduction hin, welche schon von Anfang an mit dem excessiven Wärmeverlust nicht gleichen Schritt halten kann. Das Thier stirbt schliesslich, wenn ich mich so ausdrücken darf, an einer Lähmung der Wärmeproduction, an einem vollständigen Aufhören derselben.

Strassburg, Druck von G. Fischbach. — 9657.

Als Fortsetzung ist von demselben Verfasser und in demselben Verlage erschienen :

Aetiologische Studien: Ueber die Disposition zu Catarrh, Croup und Diphtheritis der Luftwege.

Mit 25 chromotypographischen Tabellen

Strassburg, Druck von G Fischbach. – 2935